intensive care unit

教えて！ICU Part 2
集中治療に強くなる

早川 桂／著
(さいたま赤十字病院 救命救急センター)

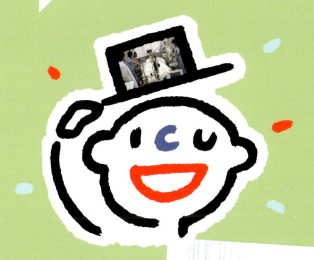

羊土社
YODOSHA

謹告

本書に記載されている診断法・治療法に関しては，発行時点における最新の情報に基づき，正確を期するよう，著者ならびに出版社はそれぞれ最善の努力を払っております．しかし，医学，医療の進歩により，記載された内容が正確かつ完全ではなくなる場合もございます．

したがって，実際の診断法・治療法で，熟知していない，あるいは汎用されていない新薬をはじめとする医薬品の使用，検査の実施および判読にあたっては，まず医薬品添付文書や機器および試薬の説明書で確認され，また診療技術に関しては十分考慮されたうえで，常に細心の注意を払われるようお願いいたします．

本書記載の診断法・治療法・医薬品・検査法・疾患への適応などが，その後の医学研究ならびに医療の進歩により本書発行後に変更された場合，その診断法・治療法・医薬品・検査法・疾患への適応などによる不測の事故に対して，著者ならびに出版社はその責を負いかねますのでご了承ください．

はじめに

　私が集中治療医学に足を踏み入れた当時は集中治療に関する書籍は少なく，教科書といえば唯一Paul L. Marino先生の「The ICU Book」がありました．わかりやすく解説されており，すみからすみまで読みつくした記憶があります．そして私もいつか集中治療医学を極めて，「ICU Bookみたいな本を書いてやるんだ」という野望を抱きました．時が経って，このように本を執筆する機会が得られました．本書はICU Bookの足元に少しも及びませんが，わかりやすいという点ではちょっとは負けていないと思っています．

　本書は教科書でもなくマニュアル本でもありません．したがって集中治療の初学者には向いていませんが，少し集中治療を経験をしたのちにその臨床現場で必ずぶち当たる壁を解説していきました．もちろん臨床現場で壁にぶつかった際には指導医に聞いてみたり，自分で論文を探して読んでみることも大事です．でも大概そのような壁は論文を探しても，「正しい」答えは存在していません．誰にもわからないというのが本当のところなのですが，日々重症な患者さんと対峙する私たちは何かしらの方針を決めていかなければなりません．その「わからない」という事実を共有し，読者の皆様が方針を決める際に少しでも参考になればという気持ちで本書は書かれています．

　今回も「教科書に載っていない，でも日頃気になっているアレ」がテーマです．2013年に「教えて！ICU 集中治療に強くなる」のPart1を出してから，さまざまな方面からご好評いただき，Part2をお届けできることになりました．今回も雑誌「レジデントノート」での連載に加えて，新しい項目を大幅に追記してボリュームアップしています．集中治療医学はとてもエキサイティングで幅広く，常に刷新されていくので，本書でもまだまだ足りない部分は多いですが，そこはご容赦下さい．本書が読者の皆様

のお役に立てることを期待します．

　最後に執筆の機会を与えて下さり，終始励ましのお言葉をいただいた羊土社編集部の保坂早苗氏，林　理香氏ならびにスタッフの皆様に心よりお礼申し上げます．

2015年1月
ICU横の医局にて当直入りの夕日を眺めながら

さいたま赤十字病院　救命救急センター・救急医学科
早川　桂

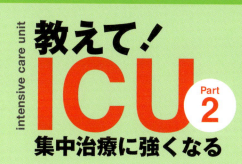
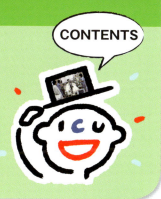

はじめに	3
カラーアトラス	8

第1章 教えて！ バイタル・モニタリング

1. ICUでの体温と非感染性発熱の原因 … 12
①発熱の原因は必ずしも感染症とは限らない　②発熱とは何℃から？　③発熱の治療（解熱療法）　④中枢神経障害に対する解熱療法　⑤非感染性発熱の原因

2. 頭蓋内圧亢進症でのICPモニタリング … 24
①頭位は30°アップじゃないとダメなのですか？　②ICPモニターの管理　③頭蓋内圧（ICP）亢進時の対応　④開頭減圧術の有用性

3. ICUでのスコアリングいろいろ … 42
①外傷重症度スコアリング　②予後予測スコア　③臓器別重症度スコア　④スコアリングシステムの利点

第2章 教えて！ 呼吸

1. 抜管後喉頭浮腫と気管切開チューブの選択 … 54
①カフリークテスト　②喉頭浮腫に対するステロイド　③気管切開チューブの構造　④気管切開チューブの抜去までの流れ

2. 酸素療法のいろいろ …… 69
①低酸素血症と組織低酸素症　②酸素化の評価　③酸素吸入の方法　④高流量システム　⑤nasal highflow system（ネーザルハイフローシステム）　⑥酸素の毒性

3. 重症呼吸不全のVV-ECMO管理 …… 84
①ECMOの種類　②ECMOの文献　③ECMOの管理　④ECMOの離脱

第3章　教えて！ 循 環

1. 水分volumeの評価方法とは？ …… 100
①脱水なの？ 溢水なの？　②CVPは不要!?　③静的パラメータと動的パラメータ　④functional test　⑤水分volumeは総合的に診る

2. アルブミン製剤（膠質液）の有効性 …… 115
①晶質液と膠質液　②SAFE study　③アルブミンと予後　④アルブミンを使用する場面は？

3. ICUでのドキドキ（頻脈性不整脈）への対応 …… 125
①不整脈の原因を考える　②抗不整脈薬の使用と分類　③不整脈が発生する要因　④同期下カルディオバージョン

第4章　教えて！ 腎・感染・凝固

1. 急性腎傷害（AKI），利尿薬は有効か？ …… 138
①AKIの原因診断　②AKIの基準　③フロセミドは有効か？　④造影剤腎症のリスクと予防　⑤いつ透析を始めるか？

2. エンドトキシン吸着療法（PMX-DHP）Yes or No？ …… 150
①PMX-DHPとエンドトキシン　②PMX-DHPの合併症　③PMX-DHPと予後　④PMX-DHPの適応

3. DICと抗凝固薬①　まずはDICの基本をおさえておこう …… 160
①DICの診断基準　②DICとは？　③DICエキスパートコンセンサスによるDICの分類

4. DICと抗凝固薬② 病態に合わせた薬の使い方 174
① DICの抗凝固薬 ② プロテアーゼインヒビター ③ AT製剤は有効か？
④ rhAPCへの疑問 ⑤ rhTMの登場 ⑥ NETs

第5章 教えて！外傷・手術

1. 傷に対する予防的抗菌薬 192
① 開放骨折に対する予防的抗菌薬投与 ② 頭部外傷に対する予防的抗菌薬投与 ③ 穿通性腹部外傷への予防的抗菌薬投与 ④ 傷を診ることの重要性

2. 胸腔と腹腔のドレーン 203
① 胸腔ドレーンの抜去？ ② 腹腔ドレーンの位置 ③ 腹腔ドレーンの観察
④ ドレーンの申し送り

3. Damage Control Surgeryと腹部コンパートメント症候群 214
① DCS（damage control surgery） ② 外傷死の三徴 ③ DCSの手順 ④ 腹部コンパートメント症候群

索　引 225

column

酸素ボンベの残量 83
災害医療について 190
病棟でのチョコレートの生存期間に関する観察研究 224

カラーアトラス

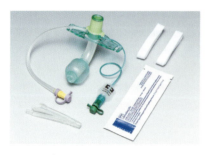

1 アスパーエース™（p.59 図2参照）
画像提供：コヴィディエン ジャパン株式会社．

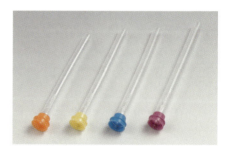

2 アスパーエース™の内筒（インナーカニューラ）（p.59 図3B参照）
画像提供：コヴィディエン ジャパン株式会社．

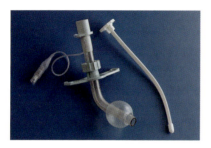

3 トラキオソフト™フィット
（p.61 図6参照）
画像提供：コヴィディエン ジャパン株式会社．

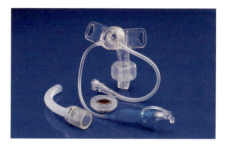

4 コーケンネオブレススピーチタイプ
（p.62 図7参照）
画像提供：株式会社高研．

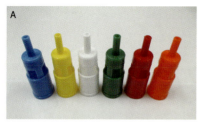
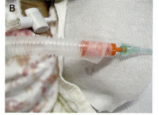

5 ベンチュリーマスク（p.78 図4参照）
A）適正流量と得られる酸素濃度がコマ上部に記載されている．左から青：2 L 24 %，黄：3 L 28 %，白：4 L 31 %，緑：6 L 35 %，赤：8 L 40 %，橙：12 L 50 %．
B）これは禁忌‼ コマの側孔（酸素流入孔）をテープで塞いでしまっている．

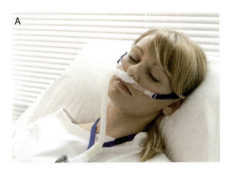

6 F&P 850™System（p.81 図6参照）
画像提供：Fisher & Paykel Healthcare 株式会社.

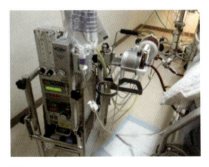

7 VV-ECMO（p.87 図2参照）

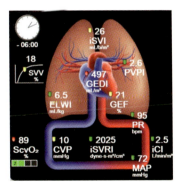

8 EV1000™による測定結果
　（p.110 図5参照）

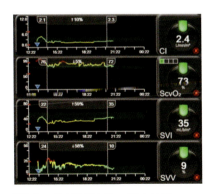

9 リンゲル液投与後の測定結果
　（p.110 図6参照）

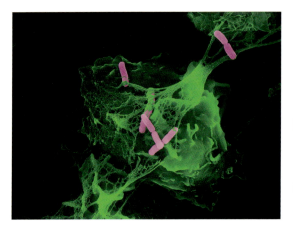

10 NETs（neutrophil extra-cellular traps）
(p.187 図6参照)
(C) PPS通信社
好中球がNETsにより病原菌をトラップし、処理しているところをとらえた写真である．

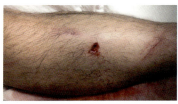

11 Gustilo Type Ⅰ（p.194 図1参照）
開放創は1cm程度で汚染を認めない．同部位に骨折を認めている．

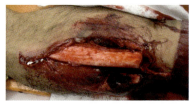

12 Gustilo Type Ⅲb（p.194 図2参照）
広範囲に軟部組織が損傷しており、骨露出部も多い．交通外傷で創部に泥もついている状態であった．入念な洗浄が必要である．

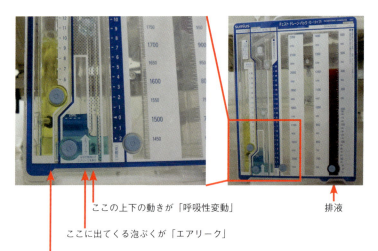

ここの上下の動きが「呼吸性変動」
ここに出てくる泡ぶくが「エアリーク」
排液
ここに出る泡ぶくをエアリークと勘違いしないように．これはあくまでも吸引圧による泡

13 胸腔ドレーン用の陰圧システムパックの一例（p.205 図1参照）

第1章 教えて！バイタル・モニタリング

1. ICUでの体温と非感染性発熱の原因
2. 頭蓋内圧亢進症でのICPモニタリング
3. ICUでのスコアリングいろいろ

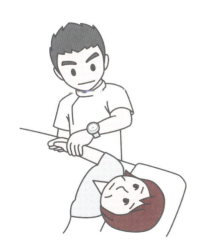

第1章 教えて！バイタル・モニタリング

1. ICUでの体温と非感染性発熱の原因

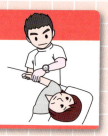

はじめに

　体温が38.0℃であれば，医師や看護師はそれを「発熱：fever up」ととらえるかもしれません．原因は感染症と考えるでしょうか？それともほかの原因を考えますか？

　発熱患者さんには何を行うでしょうか？クーリング，解熱薬？開始するのは何℃からですか？37.5℃？38.5℃？いまのところ**日常的に行われているクーリングや解熱薬について有効性を示す明確なエビデンスはなく**，発熱と感じる体温も医療者によってバラバラのようです．

　またついつい発熱＝感染症と考えられがちですが，ICUにおいては非感染性の発熱も多く，その鑑別をあげることはとても重要です．本項ではICUでの発熱に注目してみました．

Conference!

症例プレゼン

> **研修医A**：症例は38歳男性．特に既往はないとのことです．7日前に交通事故により，脳挫傷および多発肋骨骨折，右血気胸で入院しました．右には32Frのトロッカーを挿入してドレナージを行っています．3日前より体温38℃台と発熱が認められます．本日のバイタルは体温39.3℃，脈拍155/分（洞性頻拍），血圧162/94 mmHg，意識レベル20/JCSとやや悪化しています．身体診察で全身の発汗と眼球結膜の充血を認めます．

① 発熱の原因は必ずしも感染症とは限らない

研修医A：発熱が続いているので，感染症を考えます．血液培養を2セット採取して，抗菌薬をすぐにはじめないといけません．

チーフ早川：うーん，血液培養2セットをすぐ採るという習慣はすばらしいけど，感染症と考える根拠は体温だけかな？

研修医A：でも，体温もとても高くて全身の状態も重症な感じがあふれてますよね．

チーフ早川：それじゃあ，感染のフォーカスはどこだと考えるの？ 推定される起炎菌は何かな？

研修医A：肺炎かなあ…．中心静脈カテーテルは入っていないし．すいません，わかりません…．

チーフ早川：ICUに入室する患者さんは確かに重症感にあふれているし，早く抗菌薬を投与しないと危険という気持ちになるのはわかるよ．でも**すべての発熱＝感染症**というわけではないのはもちろん知っているよね．

研修医A：はい，そうですね．

チーフ早川：それに有名なピットフォールとして，抗菌薬をずっと使用していてもなかなか解熱しないので，**薬剤熱（drug fever）**を疑って，抗菌薬を中止したらすぐに解熱したって話もあるでしょ．薬剤熱は入院患者の10％で起こるという報告もあるしね[1]．

研修医B：へー，意外と多いんですね．

チーフ早川：ICUでは患者さんが重症なので，診断や治療を間違えるととり返しのつかないことにもなりかねないよ．だから**発熱にしてもしっかりと鑑別を行う**ようにしよう．

研修医A：わかりました．発熱 → 感染症 → 抗菌薬という安直な思考回路はやめるようにします．

② 発熱とは何℃から？

チーフ早川：せっかく体温の話になったから発熱についてしっかりと勉強してお

こう．毎日，体温というバイタルを測って，**温度板**を見ているけど，意外とじっくり考えたことがないでしょ？

研修医C：そうですね．確かに，**弛張熱**とか**稽留熱**とか昔習ったのを覚えています．

チーフ早川：いわゆる熱型というやつだね．稽留熱はチフスや大葉性肺炎だなんて習ったかもしれないけど，実際のところICUでは残念ながらあまり参考にならないんだ．ICUでは抗菌薬だけでなく，アセトアミノフェンやNSAIDs，ステロイドや大量輸液に体外循環装置などなど，体温に大きく影響を及ぼす薬や処置が多いからね．でももちろん発熱の原因を鑑別することは重要だよ．

研修医B：**熱型は参考程度にとどめておく**ということですね．

チーフ早川：うん，そういうこと．それではさっそく基礎的な質問から．発熱とは何℃の体温をさしているのかな？

研修医A：当たり前のことですよ．37℃以上ですよね．

チーフ早川：本当かな．何で？水銀体温計の37℃のところが赤くなっているから？

研修医A：えっ，違うんですか？

チーフ早川：そう，日本人の多くは水銀体温計の37℃が赤くなっているから，37℃以上が発熱と思っているけど，実はあの赤い37℃というのは体温の平均値を示しているんだよ（36.8±0.4℃）．

研修医B：えー，そうだったんですね．知らなかった．

チーフ早川：発熱は健常者の最高体温の99パーセンタイル値で定義されていて，**本当は37.7℃（口腔温）らしいよ**[2)3)]．それで，定義の違いで少し幅があるんだけど，**ICUに入院した患者さんの20〜80％ぐらいで発熱が認められている**との報告があるよ．
（注：個人差，日内変動，行動により体温が変動することもあり，実際には何をもって発熱とするかの明確な定義はない．The America College of Critical Care Medicine and the Infections Disease Society of Americaによると38.3℃を発熱と定義している）．

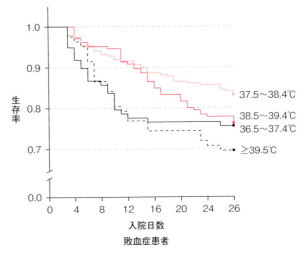

図1 敗血症患者におけるICU入室中の最高体温と生存率の関係
厳密に言うと敗血症患者では死亡率と最高体温との間に有意差は出ずに関連性は認められなかった．非敗血症患者では最高体温が38.5℃を超えると28日死亡率が有意に高いという結果になった．
文献4より引用．

研修医A：すると，ICUでは患者さんの発熱は日常茶飯事なんですね．

チーフ早川：そう．だからこそ，私たちが発熱に関してしっかりと勉強しておかないとダメということ．ちなみに敗血症でICUに入室した患者さんの最高体温に注目した観察研究があるんだ[4)5)]．**この報告では有意差は認められていないんだけど，36.5〜37.4℃と一見すると正常に見える体温でも死亡率が高いんだ**（図1）．

研修医B：敗血症では熱が出て当たり前ということですね．37℃前後でも死亡率が高いのは，逆に発熱できないぐらい体力が消耗してしまっているのかもしれませんね．

チーフ早川：そうかもしれないね．この報告では37.5〜38.4℃の敗血症患者さんの生存率が最もよかったという結果だったよ．特に敗血症でICUに入室した患者さんは38℃ぐらいの発熱は出て当然というところなのかもしれないね．

3 発熱の治療（解熱療法）

チーフ早川：さて続いての質問だけど，発熱の患者さんを見かけたらどういった治療をする？

研修医A：もちろん感染症だったら抗菌薬を投与したりと原疾患の治療をしますね．

チーフ早川：そうだね．発熱の原因を治療するよね．対症療法に関しては考えたことあるかな？

研修医B：**対症療法というとクーリングしたり，あとはアセトアミノフェンやNSAIDsなどの解熱薬を使用したり**しますね．

研修医C：この前，風邪をひいて家で寝込んだときは氷枕をして，アセトアミノフェンを飲んで寝ていました．

チーフ早川：対症療法はクーリングや解熱薬が日常的に行われているけど，患者さんの予後に対する有効性は今のところ不明なんだ．

研修医A：じゃあ，解熱は必ずしも必要というわけではないんですね．

チーフ早川：そう．患者さんの安楽にはつながるから，希望に応じて対応するということでいいと思う．

Point

■ 発熱への対症療法

・Schulmanらの報告[6]

外傷でICUに入室した重症患者82例を対象として，下記の2群を比較．
積極的治療群（Aggressive）：体温が≧38.5℃でアセトアミノフェン投与，≧39.5℃でクーリングを開始
発熱許容群（Permissive）　：体温が≧40.0℃でアセトアミノフェン投与，クーリングを開始
（本邦では通常クーリング→解熱薬という順番で使用するのが一般的だと思われるが，どうも海外では逆らしい．先に解熱薬を使用し，それでもダメならクーリングというのが一般的のようである）
結果：有意差はないものの**発熱を許容した群の方が，感染症発生率や死亡率が低い傾向にあった**（図2）．この試験は一施設の小規模研究のため何とも言えないが，患者さんが楽になるからといって解熱をしすぎると予後が悪くなる可能性が示された．

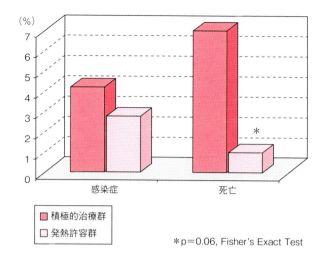

図2　治療を開始する体温の違いによる感染症発生率と死亡率
文献6より引用．

4 中枢神経障害に対する解熱療法

研修医A：ただ漫然とクーリングや解熱薬の投与を行って解熱療法をしても必ずしも予後が改善するわけではないということはわかりました．でも例えば重症頭部外傷や心肺停止蘇生後に高体温はよくないですよね？低体温療法（脳低温療法）までは行わないにしても，少なくとも高体温を避けるのは一般的なことだと思いますが．

チーフ早川：中枢神経障害に対する解熱に関してだね．

研修医B：発熱すると脳が腫脹したりと二次性脳損傷を起こしますよね？

チーフ早川：そうだね．積極的に解熱療法を行って35〜37℃ぐらいの常温で管理することを常温療法（平温療法：normothermia）と言って，低体温療法とは区別するよ．Albrechtらがとても面白い報告をしていて，くも膜下出血患者の70％，頭部外傷患者の68％で72時間以内に38℃以上の発熱を認めているというものがあるよ[7]．

研修医A：かなり多いですね．

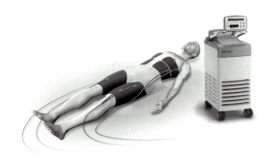

図3　Arctic Sun®
画像提供：アイ・エム・アイ株式会社.

チーフ早川：発熱と脳障害の悪化との関連性は複数の報告で示されているから，やはり中枢神経障害に対しては低体温療法までは行わないにしても，発熱は避けた方がよさそうだね．「重症頭部外傷治療・管理のガイドライン 第3版」[8]には明確な推奨はないけど…．

研修医B：わかりました．低体温療法ではクーリングブランケットやより正確に行う場合は熱交換ジェルパッドのArctic Sun®（図3）を用いますけど，常温療法では普通の氷嚢によるクーリングや解熱薬を使用するぐらいですが，それでよいですか？

チーフ早川：そうだね．**中枢性の発熱は解熱薬ではなかなか下がらなくて難渋することもよく経験する**けど，それ以上に代わるものもないから，現時点では解熱薬の使用もやむを得ないといったところだね．

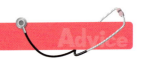

指導医からのアドバイス

■ 中枢神経障害に対する解熱

・常温療法（35〜37℃）（平温療法とも呼ばれる）

　脳障害を悪化させる報告が多いため，中枢神経障害患者は現時点では発熱を避けるというのが一般的な考え方である．氷嚢によるクーリングや解熱鎮痛薬（アセトアミノフェンなど）を使用するが，体温を下げることに難渋することも少なくない[9)10)]．

　また循環動態不安定や出血などの理由で低体温療法が禁忌の場合に常温療法が姑息的に行われることもある．

- 低体温療法（脳低温療法）（〜35℃）

頭部外傷[11]，脳梗塞[12]に対する低体温療法は一定の有効性が示されているが，エビデンスは乏しい．低体温療法は感染や不整脈などの副作用も多く，また鎮静薬の投与を必要とする点で高度な管理を必要とする．

最近は低体温療法のプロトコールがあまりにも多様で複雑なため，「Targeted Temperature Management（TTM）」という用語に統一し，方法も標準化しようとする動きもある．

Point

■ ここまでのまとめ
- ICUに入室する患者の多くは発熱を認める
- 発熱は必ずしも予後悪化と関連があるわけではない．むしろICUでは平熱と考えられる37℃以下の方が予後が悪いかもしれない
- 中枢神経障害の患者に対する解熱は一般的に脳障害を避ける目的で推奨される
- それ以外の患者の場合に，**むやみにクーリングや解熱薬で解熱を行うと予後を悪化させる可能性がある**

5 非感染性発熱の原因

チーフ早川：さて，症例に戻ろう．この患者さんは多発外傷で入院して，その後38〜39℃台の発熱が認められるよね．原因はなんだろう？

研修医B：うーん，多発外傷そのものでも発熱すると思いますが，ここまで長引かないし，高熱にもならないですよね．

研修医C：やっぱり感染症ではないですか？例えばトロッカー刺入部から逆行性感染して膿胸を合併したとか．CTを再検査するのはどうでしょうか？

研修医A：それも考えてCTを再検査しました．軽度の無気肺はありましたが，膿胸は認められませんでした．そのほかにも明らかに感染症を疑わ

せる所見はありません．

チーフ早川：疾患の鑑別を考える方法は解剖学的アプローチや生理学的アプローチなどなどいくつもあるけど，ICUなどでとりあえず急いで考えるときは「鑑別の3C」でまず考えよう．

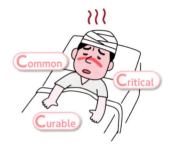

研修医B：common（頻度が多いもの），critical（緊急性が高い，生命にかかわるもの），curable（確実な治療法があるもの）ですね．

チーフ早川：もちろんICUでの発熱の原因で最も多いのは感染症だけど，それ以外の非感染性発熱の原因でcommonなもの3つを覚えておいてほしい．それは「薬剤熱」「肺血栓塞栓症/深部静脈血栓症」「無気肺」だよ．

研修医C：確かに薬剤熱は非常に多いってさっき話に出てきましたね．

研修医A：ちなみにこの症例の場合は感染症ではありませんでした．異常な発熱や頻脈があり，診察したら甲状腺が腫大していました．それで甲状腺機能を調べたら遊離T3 5.12 pg/mL，遊離T4 3.99 ng/dL，TSH＜0.01 μIU/mLで，意識障害もあり「甲状腺クリーゼ」の診断です[13]．

研修医B：あー，なるほど．その鑑別診断は僕の頭のなかからは抜けてました．

チーフ早川：この患者さんを後からよく病歴聴取してみると，以前より急激な体重減少や動悸の訴えはあったけど病院は受診していなかったようだね．こういったように外傷なんかで入院すると既往の把握がおろそかになりがちだから気をつけてね．患者さん本人に意識がなくとも，家族などからよく話を聞くのが大事だよ．

研修医C：わかりました．

研修医A：この患者さんはβ遮断薬（ランジオロール）や抗甲状腺薬（チアマゾール），ヨード剤とステロイドを開始して，症状は改善してきています．

チーフ早川：最後に非感染性の発熱の原因をまとめたからよく勉強しておいてね．

Point

■ 非感染性の発熱の原因

感染性の発熱であっても，起炎菌や抗菌薬の選択を誤って判断すると当然，解熱しない．また適切な抗菌薬を選択していても，投与量が少ない場合や，膿瘍を形成してしまっている場合は解熱しない．意外とよくあるピットフォールである．

当初は感染を疑って抗菌薬を投与しても解熱せず，上記のような問題がない場合はやはり**非感染性の発熱**を考慮する．（ただし実際はインフルエンザや褥瘡，*C.difficile*感染症などなど感染症は山のようにあり，それらをすべて否定するのも難しい）

そもそも**外傷や手術などの侵襲そのものでも発熱は起こる**（起こるのが普通．起こらない方が何かおかしい）．

非感染性発熱の原因として必ず rule out したいものは，

① **薬剤熱**（下記の表を参照）
② **肺血栓塞栓症（pulmonary embolism：PE）・深部静脈血栓症（deep vein thrombosis：DVT）**
③ **無気肺**（これは肺炎の症状ではあるが感染していなくても発熱することがある）

である．この3つを覚えておく．

それ以外にも**急性膵炎，痛風，悪性疾患**は見逃されやすい発熱の原因で

表　薬剤熱を起こしやすい薬，起こしにくい薬

特に薬剤熱を起こしやすい薬	比較的薬剤熱を起こしにくい薬
・βラクタム抗菌薬 ・ループ利尿薬（ラシックス） ・睡眠薬 ・抗痙攣薬（フェニトイン，バルビツール） ・抗不整脈薬（プロカインアミド） ・NSAIDs	・アミノグリコシド ・マクロライド ・クリンダマイシン ・キノロン ・カルバペネム ・抗MRSA薬（バンコマイシン，ダプトマイシン，リネゾリド） ・ジゴキシン ・ステロイド ・アスピリン ・ビタミン

文献14, 15を参考に作成．

ある．忘れたころにやってくるのが**甲状腺機能異常症と褐色細胞腫**（かなりレアだが見逃すと痛い目にあう）．

　上記の表はICUで頻用されていて，かつ薬剤熱を起こしやすい薬，起こしにくい薬をまとめたもの．**基本的にはどのような薬でも薬剤熱を起こす可能性がある**ことを念頭におく．ほかの発熱との鑑別は難しいが，薬剤熱の場合は**患者が比較的元気**，または**比較的徐脈**を起こしやすいといわれている．

おわりに

　侵襲の多いICUではほとんどの患者さんが発熱を認めています．患者経過記録表（ICUチャート）には，ほかのバイタルや処置が記載されているにもかかわらず，ネーミングが「温度板」!! この由来は不明ですがきっと昔から体温は注目されていたのだと思います．興味深いですね．

　本項ではICUでの発熱と非感染性の発熱の原因について概説しました．**発熱＝感染症＝抗菌薬**という考えになりがちですが，**非感染性の発熱の原因もとても重要**です．発熱は当たり前の出来事かもしれませんが，そこに注目するとまた集中治療管理の新たな一面がみられるかもしれません．

文献

1) Kumar KL & Reuler JB：Drug fever. West J Med, 144：753-755, 1986（PMID3487884）
2) 「マクギーの身体診断学−エビデンスにもとづくグローバル・スタンダード 原著第2版」（McGee S/ 著，柴田寿彦 / 訳），p123, 診断と治療社, 2009
3) Mackowiak PA, et al：A critical appraisal of 98.6 degrees F, the upper limit of the normal body temperature, and other legacies of Carl Reinhold August Wunderlich. JAMA, 268：1578-1580, 1992（PMID1302471）
4) Lee BH, et al：Association of body temperature and antipyretic treatments with mortality of critically ill patients with and without sepsis：multi-centered prospective observational study. Crit Care, 16：R33, 2012（PMID22373120）
5) Young PJ, et al：Early peak temperature and mortality in critically ill patients with or without infection. Intensive Care Med, Epub ahead of print：2012（PMID22290072）
6) Schulman CI, et al：The effect of antipyretic therapy upon outcomes in critically ill patients：a randomized, prospective study. Surg Infect（Larchmt）6：

369-375, 2005（PMID16433601）

7) Albrecht RF 2nd, et al：Occurrence of potentially detrimental temperature alterations in hospitalized patients at risk for brain injury. Mayo Clin Proc, 73：629-635, 1998（PMID9663190）
8) 「重症頭部外傷治療・管理のガイドライン 第3版」（日本脳神経外科学会，日本脳神経外傷学会/監，重症頭部外傷治療・管理のガイドライン作成委員会/編），医学書院，2013
9) den Hertog HM, et al：The Paracetamol（Acetaminophen）In Stroke（PAIS）trial：a multicentre, randomised, placebo-controlled, phase III trial. Lancet Neurol, 8：434-440, 2009（PMID19297248）
10) Kasner SE, et al：Acetaminophen for altering body temperature in acute stroke ： a randomized clinical trial. Stroke, 33 ： 130-134, 2002（PMID11779901）
11) Clifton GL, et al：Very early hypothermia induction in patients with severe brain injury（the National Acute Brain Injury Study：Hypothermia II）：a randomised trial. Lancet Neurol, 10：131-139, 2011（PMID21169065）
12) Hemmen TM, et al：Intravenous thrombolysis plus hypothermia for acute treatment of ischemic stroke（ICTuS-L）：final results. Stroke, 41：2265-2270（PMID20724711）
13) 日本内分泌学会：甲状腺クリーゼの診断基準（第2版）．2012
http://square.umin.ac.jp/endocrine/rinsho_juyo/pdf/koujosen01.pdf
14) Cunha BA：Clinical approach to fever in the neurosurgical intensive care unit ： Focus on drug fever. Surg Neurol Int, 4 ： S318-S322, 2013（PMID23878765）
15) Johnson DH & Cunha BA：Drug fever. Infect Dis Clin North Am, 10：85-91, 1996（PMID8698996）

第1章 教えて！バイタル・モニタリング

2. 頭蓋内圧亢進症での ICP モニタリング

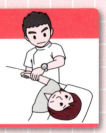

はじめに

　一般的な頭部外傷というと脳震盪や頭部の挫創がコモンですが，ICU患者の頭部外傷は「talk and deteriorate」の言葉に代表されるように急性硬膜外血腫や外傷性くも膜下出血，そしてびまん性脳損傷など生命にかかわる重症な病態で入室します．当センターにも多数の外傷患者が入室しますが，頭部外傷は外傷死因で1番多く，また退院後のADLに関与しており，その管理はとても重要です．本項では重症頭部外傷患者における一般的な管理方法と，ちょっとつまずきやすい頭蓋内圧測定（ICPモニター）に関して概説したいと思います．

Conference!

症例プレゼン

研修医A：症例は47歳男性．ハシゴで作業中に3mの高さより墜落，後頭部を強打しました．
　意識レベルは100/JCS，E1V1M4/GCS，瞳孔4/4 mm（対光反射sluggish），そのほかのバイタルは安定．primary surveyで切迫するDを認めたため，頭部CT撮影を行いました（**図1**）．そのほか，全身には打撲以外に受傷はなく，重症頭部外傷の診断でICUに入室となりました．頭蓋内圧亢進の所見が認められるので，ICPモニターが必要かと思われます．
　あっ，頭位に関しては30°アップでお願いします．

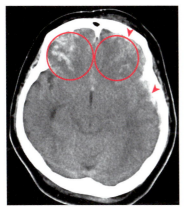

図1　初療時のCT
両側前頭葉に脳挫傷（○）と硬膜下血腫（▶）を認める．また，びまん性に脳浮腫を認める．

1　頭位は30°アップじゃないとダメなのですか？

研修医B：頭位を上げておくのが必要なのですか？

研修医A：受傷した際の脳損傷（一次性）はすでに起きてしまって防げないから，**重症頭部外傷管理のキモは病院に来てからの二次性脳損傷を防ぐ**ことだと以前教わりました．

研修医B：なんで頭部挙上30°なの？ 10°や60°ではダメなんですか？

チーフ早川：それじゃあまず，なぜ頭部挙上するかを考えてみよう．頭蓋内は閉鎖された場所だから，そこで出血が起こるとどうなる？

研修医B：当然，頭蓋内圧（intracranial pressure：ICP）が上昇します．それで，脳細胞がやられて二次性の脳損傷が起きてしまいます．最悪，**脳ヘルニアを起こして患者さんの生命にかかわる**こともありますね．

研修医C：モンロー仮説とかいうものですね．

チーフ早川：うん．そしてICPの公式は覚えているよね．脳灌流圧（cerebral perfusion pressure：CPP）と平均動脈圧（mean arterial pressure：MAP）の関係の式だよ．

研修医B：はい．「CPP＝MAP－ICP」です．脳灌流圧は体の平均動脈圧から頭蓋内圧を引いたもの．例えば，体の動脈圧が高ければ脳灌流圧は増えるし，頭蓋内圧が高ければそれが抵抗になって脳灌流圧は減ります．

チーフ早川：そうだね．ベッドが10°だと脳に血流が行き過ぎて頭蓋内圧が上昇してしまう．結果，脳灌流圧が下がってしまうよね．逆に60°だと血液が重力で下のほうにたまって平均動脈圧が下がり，脳灌流圧は下がってしまうんだね．だからその間をとって30°ということなんだね．実際に30°の頭部挙上がICPを下げるという臨床報告もあるよ（ただし，CPPや脳酸素代謝には影響を及ぼさなかった）[1]．

研修医B：なるほど．間をとって30°なんですね．

Point

■Monro-Kellie仮説（図2）

頭蓋骨は固いので基本的に閉鎖空間であり，頭蓋内容積は常に一定である．

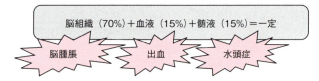

図2　頭蓋内容の割合と緩衝機構の破綻要因

そのため，頭蓋内容積には緩衝作用はあるが，脳腫脹や出血や水頭症が悪化すると，この緩衝機構も破綻する．結果，頭蓋内圧（ICP）が上昇し，二次性脳損傷を起こす．ICPがさらに上昇すると脳ヘルニアを起こし，致命的になる．

■ICPの基本（図3）

成人の仰臥位でのICPの正常値は0〜10 mmHg（0〜13.5 cmH$_2$O）

脳灌流圧（CPP）＝平均動脈圧（MAP）－頭蓋内圧（ICP）

目標値
CPP≧50 mmHg
ICP≦20 mmHg

図3　ICPの公式と，それぞれの目標値

2 ICPモニターの管理

チーフ早川：さてICPの話になったので，当然避けて通れないのがICPモニターについてだね．

研修医A：ICP亢進はCPPの低下を招いて，二次性脳損傷の大きな原因になりますよね．できる限りICPモニターを留置して，ICPを見ながら管理した方が安心できます．

チーフ早川：そうだね．米国で2007年に合同ガイドライン（Guidelines for the Management of Severe Traumatic Brain Injury 3rd Edition）[2]が出ているよ．そこではICPは20 mmHg以下，CPPは50 mmHg以上に保つことが重要と書いてあるよ．

Point

ICPとCPPの数値に関する研究

■ ICP ≦ 20 mmHgとする根拠

- ICPを20 mmHg以下に下げて管理した方が，従来群よりも予後がよかった（ペントバルビタール使用）[3]
- 一方で，CPP＞70 mmHg，SjO$_2$（内頸静脈酸素飽和度）＞54％に保った患者ではICPが20 mmHg以上と25 mmHg以上では予後に差がなかった．→ということは20 mmHgにこだわる必要はない…？[4]
- ICPが20 mmHgを超えた場合は治療を考慮すべき[1]．この文献が推奨度class Ⅱであり，それ以外の文献はすべて推奨度class Ⅲ止まりである．意外とICPに関するエビデンスは少ないことに気づく．

■ CPP ≧ 50 mmHgとする根拠

- 経頭蓋超音波ドップラー（transcranial doppler sonography：TCD）やSjO$_2$の研究からCPP 60 mmHg以下で脳血流が低下する[5]．
- 頭部外傷患者でCPPが60 mmHg以下で予後が悪い[6]．
- CPPが約50 mmHg以下になると脳組織の酸素分圧（PbtO$_2$）が低下しはじめる[7]．逆に50 mmHg以上あれば脳虚血の所見は見られない．CPP 78 mmHgでPbtO$_2$は最大であった．
- 一方でCPPを人為的に薬剤や輸液で70 mmHg以上に上昇させても，ARDS（acute respiratory distress syndrome：急性呼吸促迫症候群）

が増加したりと予後はよくならず，かえって悪くなったとの報告もある[8]．

まとめると⇒
　CPPよりもICPを用いて管理する方が神経学的予後はよいという報告が多い[6) 9)]．しかし一方で後ろ向き研究ではあるが，ICPモニターは死亡率増加との関連も指摘され[10]，混沌としている現状である．そういった背景のなかで下記のChesnutらの報告が出された（後述）．結論はまだ出ていないが，質の高いRCT（randomized controlled trial：ランダム化比較試験）が望まれるのは言うまでもない．

研修医B：さすがに頭部外傷全例にICPモニターを使用するわけにはいかないですが，どのような症例が適応になるんですか？

チーフ早川：頭部外傷では**GCS合計点が8点以下と意識が悪く，かつ正中偏位（midline shift）や脳槽の消失などICPが亢進していそうな頭部CTを見たときに考慮される**よ．

研修医B：頭部CTの所見が重要そうですね．

チーフ早川：そうだね，あとは脳低温療法を行うときもICPモニターを併用することが推奨されているよね．外傷以外でも内分泌疾患や感染症による急性の脳圧亢進にも有用かもしれないよ．

研修医C：じゃあ重症頭部外傷を見たらICPモニターを入れるということでよいですかね．

チーフ早川：いや，それはわからない．実は今のところ**ICPモニターの有用性ははっきりしていない**んだよね．米国ではICPモニターは頻用されているようだけど，一方でChesnutらの報告が目新しいよ（**図4**）．これはGCS 8点以下の重症頭部外傷患者324人を対象にして，ICPモニターにてICPを20 mmHg以下に管理する群と，ICPモニターを行わない群で調査したんだ．結果，機能予後や6カ月死亡率に差はなかった．必ずしもICPモニターは必須ではないということだ[11]．

Point

■Chesnut, R. M. らの報告（BEST TRIP trial）[11]
「A trial of intracranial-pressure monitoring in traumatic brain injury」

多施設多国間RCT（ボリビア・エクアドル）でGCS 8点以下の重症頭部外傷324例を対象としている．ICPモニターにてICP≦20 mmHgで管理する群と非ICP管理群で比較．3カ月後，6カ月後の生存率，神経予後，ICU滞在期間に有意差なし．高浸透圧利尿薬の投与や過換気療法を行った日数は後者の方が有意に多かった．

初期状態が比較的重症であり，また研究病院までの搬送に3.1時間かかっているというlimitation（研究的制限）はあるものの，**本報告ではICP≦20 mmHgで管理した群の優位性を示すことができなかった**．

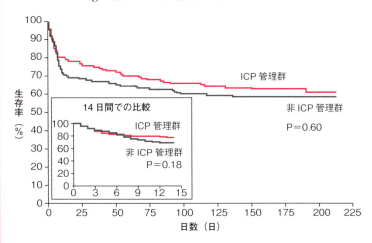

図4　ICP管理群と非ICP管理群での生存率
文献11 より引用．
ICE：imaging and clinical examination（非ICP管理群）．

研修医B：ICPモニターを入れても予後には影響しないんですね…．じゃあ，ICPモニターは要らないか…．

チーフ早川：いやいや，それはまたちょっと早計だよ．

研修医C：あれ，この研究ボリビアとエクアドルで行われているんですか？

チーフ早川：よく気づいたね．この研究ではなんと受傷から研究病院までの搬送に3.1時間（中央値）もかかっているんだ．

研修医B：じゃあ，私たちがいる日本や米国とは少し事情が異なるんですね．

チーフ早川：そのままあてはめてICPモニターは明日から使いませんということにはならないね．確かにICPモニターのみでは患者転帰を改善させて，問題をすべて解決するというところにはいかないと思う．でも

やっぱり頭部外傷を考える上で，ICPは基本になるのは間違いないと思うよ．臨床的な判断や，有用性に関しては今後のさらなる研究に期待しよう．

Point

■ICPの測定カテーテル

ICPは脳室カテーテルに圧センサーを装着することで測定できる．よって水頭症に対して同時に髄液ドレナージを行える．しかし，**脳脊髄液感染が問題となることがあり，その発生率は2.2～10.4％といわれる．また測定から4日以降に感染率が上がるとの報告もあり注意が必要**である．

近年は硬膜下腔や脳実質にcatheter tip transducerを挿入して測定することが可能であり，比較的簡便な方法である．ただし，**挿入後にキャリブレーション（較正）が行えないため，長期留置の際は信頼性が低下する**ことを覚えておく．

・コッドマンマイクロチップトランスデューサー（図5）

カテーテル先端の小型の圧トランスデューサーで測定する．比較的簡便でカテーテルの折れ曲がりにも強く，汎用されている．当センターでも頻用している．

・カミノ光ファイバー式カテーテルチップトランスデューサー（図6）

カテーテル先端の小型の膜が圧により変形し，それを光センサーで捉えることで測定する．脳温も測定できる．

表1 ICP測定デバイスの比較

デバイス	感染率	出血合併率	ゼロドリフト
コッドマン®ICPモニタリングシステム	0%	0～0.3%	約0.9±0.2 mmHg
カミノ アドバンストモニタ	4.75～8.5%	1.1～2.5%	約7.3±5.1 mmHg

文献12より引用

当科ではコッドマンを使用しているが，実際には感染や出血などの合併症を経験することはほとんどない．比較的安全なツールと考えるが，値の信頼性に関しては実臨床と一致しているかをいつも評価しなくてはならない（ICPの数値を治療するのではなく，「患者」を治療しましょうという意味です）．

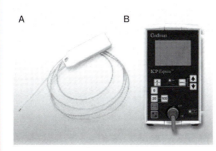

図5 コッドマン®ICPモニタリングシステム
A）コッドマン®ICPマイクロセンサー
B）ICPエクスプレス™
（画像提供：ジョンソン・エンド・ジョンソン株式会社）

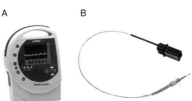

図6 カミノ アドバンストモニタ
A）カミノ・マルチパラメーター・モニタリング・システム
B）カミノ・プレッシャー・モニタリング・カテーテル
（画像提供：株式会社東機貿）

3 頭蓋内圧（ICP）亢進時の対応

チーフ早川：もし，重症頭部外傷患者の収縮期血圧が200 mmHgを超えていたらどうする？

研修医A：降圧します．血圧が高いと頭蓋内出血が増えてしまって危険ですからね．

研修医B：私もそうします．カルシウム拮抗薬か何かを点滴で使用しますね．

チーフ早川：実はここにピットフォールがあるから気をつけてね．もちろん血圧が高いと出血を助長させるからよくないんだけど，この場合**Cushing徴候の可能性**があるからね．

研修医C：頭蓋内圧亢進に伴う血圧上昇と徐脈の反応ですね．

チーフ早川：そう．実は血圧上昇の原因がCushing徴候の場合に体血圧を下げてしまうと，CPP＝MAP－ICPから考えてわかると思うけど…．ICPが高いと

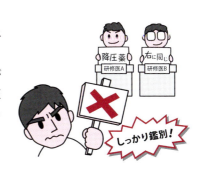

研修医C：ここへ薬でMAPを下げてしまうと，CPPがすごく下がってしまいますね．これはよくない．

チーフ早川：そう．だからこの場合の正解は高浸透圧利尿薬を使用してICPを下げてやるんだ．そうすると自然と収縮期血圧も改善するよ．

研修医B：じゃあ頭部外傷患者での血圧上昇は，本当に体血圧が上がっているのか，それともICP上昇によるCushing徴候かを鑑別しないと治療を間違ってしまいますね．

チーフ早川：そういうこと．ほかにも鎮静鎮痛が不十分という場合もあるから，「すぐに降圧薬」ではなくて，しっかりと鑑別してください．

研修医A：ICPモニターを用いて管理することの重要性はわかりました．そこでICPが20 mmHg以上に上がってしまったら具体的にどのように対応すればいいんですか？

> **Point**
>
> **重症頭部外傷・ICP亢進時の標準的対応**
>
> ■ 循環血液量を維持する．sBP＜90 mmHgは避けるべきである（systolic blood pressure：収縮期血圧）
> - 輸液を控えめにする，いわゆる「ドライ」にする輸液従来の慣習は否定されている．むしろ脱水は予後を悪化させる[13]．発熱や高浸透圧利尿薬により脱水になりやすい．ただし極端な過剰輸液もよくない．
> - 脳灌流圧の維持のためにノルアドレナリンが使用されることもある．
>
> ■ $PaCO_2$は基本的には正常値の40 Torrにコントロールする
> - 過換気（$PaCO_2$低下）は頭蓋内圧を低下させる．これは$PaCO_2$低下により脳血管が収縮を起こすためである．当然，脳血流（脳灌流圧）は低下しており，頭蓋内圧は低下したとしても二次性脳損傷を起こしてしまう．
> - 過換気療法は一般的に推奨されない（例えば手術に行くまで30分間だけ，緊急避難的に過換気にして脳圧を下げるという手法は許容される）．
>
> ■ 適切な鎮静鎮痛を行う
> - プロポフォール，ベンゾジアゼピンで鎮静，フェンタニルで鎮痛を行う．
> - 移動時などは筋弛緩薬を使用することもある．

■頭位は30°挙上とする
- 一般的な治療として広く行われているが，頭位挙上30°で脳灌流圧は変化しないという報告が多い．30°を超えると脳灌流圧は低下すると考えられる．

■体温は＜37.5℃をめざす
- NSAIDsを使用する．
- 32～34℃の低体温療法を行うこともある．ただし，低体温による肺炎や不整脈の合併，また復温時に脳浮腫の発生を認めることがある．NABISH Ⅱ studyでも有用性が認められなかった[14]．復温速度が速いと転機不良．35～37℃の積極的平温療法というものもあるが，有用性は不明で今後の課題．

■高浸透圧利尿薬を使用する
- 脳浮腫に対してD-マンニトールまたは濃グリセリン（グリセオール®）を投与する．ただし**低血圧患者への使用は注意する**．濃グリセリンの方が反跳減少が少ないとされ，わが国では好まれるが，海外での使用は少ない．
- 急性期の頭蓋内血腫に対しては，高浸透圧利尿薬により脳間質液の減少が起き，血腫を増大させるスペースができて，かえって出血を助長させる可能性がある．

■電解質・血糖値を正常に保つ．適切な栄養管理を行う
- 低血糖・高血糖を避ける．早期の経腸栄養開始に努める．
- CSW（cerebral solt wasting syndrome：脳性塩類喪失症候群）などにより低ナトリウム血症を起こしやすいため注意をはらう．

■痙攣の予防に努める
- 外傷後早期の痙攣の発生率は4～25％ほど．
- 予防的抗痙攣薬の投与は推奨されない．**行うとしても1週間以内におさめる．**

■バルビツール大量療法
- 有効性は認められず，上記が無効なときの第2選択治療法として考慮する．チオペンタールナトリウム（ラボナール®）4 mg/kgで1時間初期投与を行い，その後2～12 mg/kg/時で持続投与を行う．
- 低血圧が起こりやすく，各種モニタリングが必須である．

④ 開頭減圧術の有用性

研修医A：頭蓋内圧亢進に対する最終的な解決方法は「手術」，すなわち開頭減圧術だと思います．

研修医B：開頭減圧術は確実にICPを下げられますよね．もっと積極的に開頭減圧術をすれば，患者さんの救命につながるんじゃないですか？

チーフ早川：どうやら，必ずしもそうではないみたいだよ．Cooperらが2011年にN Engl J Medに報告したものだと，GCS 8点以下の頭部外傷155名を，開頭減圧術群と標準治療群に割りつけて比較したんだ（図7）．開頭減圧術群で当然，治療後にICPは下がっているんだけど，6カ月後の死亡率が改善しないどころか，機能予後は悪化させる結果となってしまったんだ[15]．

Point

■ Cooperらの報告[15]

「Decompressive craniectomy in diffuse traumatic brain injury」

オーストラリア，ニュージーランドなどでの多施設RCT．GCS 8点以下の重症頭部外傷155例を対象として，72時間以内の開頭減圧術群73例と標準治療群82例を比較した．全患者でICPモニターは行っている．前者は後者に比べてICPの平均値は低下した（14.4 vs 19.1 mmHg，$P<0.001$）．また人工呼吸期間やICU滞在期間は低下させたものの，**拡張Glasgow Outcome Scaleによる6カ月後の評価は不良であった**．さらに統計学的に開頭減圧術群は転帰不良である確率が高くなると報告した（死亡率には差は認めない）．

本研究では否定的な開頭減圧術の有用性を確認する目的で**RESCUEicpが進行中**である（2014年末時点でデータ集積終了，未発表）．本研究では内科的加療にもかかわらずICPコントロールが悪い症例を対象としている．

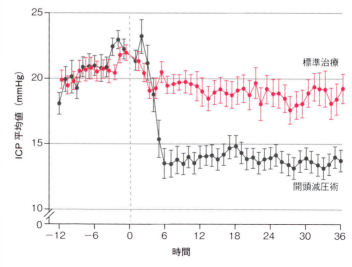

図7　開頭減圧術と標準治療でのICP
文献15より引用．

研修医A：開頭減圧術はICPは下がるけど，最終的な予後は改善させない，場合によっては悪化させることもあるってことなんですね．じゃあICP亢進に対する手術は慎重に考えないとダメですね．

チーフ早川：そうだね．別の報告では頭蓋内の占拠性病変を除去しても，2/3の患者で進行性のICP亢進が起こり，さらにそのうち1/3では治療抵抗性であったと報告しているよ[16]．さらに，それだけではなくて，最初は状態が安定していても，**鎮静・鎮痛薬中止後や一般病棟への転棟後に状態が悪くなる遅発性ICP亢進**も報告されているから注意が必要だよ（当初の留置時にICP亢進を示さず，48時間後にICP亢進した症例が35例中9例認められた[17]）．

研修医B：わかりました．いろいろと勉強になりましたので，続けてガイドラインを読んでみます．新しい研究の結果にも注目ですね．

指導医からのアドバイス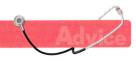

■ JCSとGCS〜ここでしっかりと覚えておくこと

【JCS】

まずはJCSから（表2を参考に）．基本的に1桁および2桁は覚醒（開眼）する．1桁は刺激しないでも覚醒しているので，患者にいろいろと質問をして決める．2桁は刺激を加えたら覚醒するというものであり，刺激の強度で決める．3桁は基本的には何をしても覚醒しない．それぞれの内容は，それほど難しくないので，この表をよく見ておくこと．いま覚えてしまおう．

表2　Japan Coma Scale（JCS）

Ⅲ．刺激をしても覚醒しない状態（3桁の点数で表現）	
(deep coma, coma, semicoma)	
300	痛み刺激に全く反応しない
200	痛み刺激で少し手足を動かしたり顔をしかめる
100	痛み刺激に対し，払いのけるような動作をする
Ⅱ．刺激すると覚醒する状態（2桁の点数で表現）	
(stupor, lethargy, hypersomnia, somnolence, drowsiness)	
30	痛み刺激を加えつつ呼びかけをくり返すと辛うじて開眼する
20	大きな声または体を揺さぶることにより開眼する
10	普通の呼びかけで容易に開眼する
Ⅰ．刺激しないでも覚醒している状態（1桁の点数で表現）	
(delirium, confusion, senselessness)	
3	自分の名前，生年月日が言えない
2	見当識障害がある
1	意識清明とは言えない

注　R：Restlessness（不穏），I：Incontinence（失禁），A：Apallic stateまたはAkinetic mutism
たとえば　30Rまたは　30不穏とか，20Iまたは　20失禁として表す．
文献18，付録より引用

【GCS】

次はGCSである（表3）．E（eye opening）：開眼，V（verval）：最良言語反応，M（motor）：最良運動反応の3項目からなる．「最良」をとる決まりになっているので，例えば「V3〜4ぐらいです」といのは存在しない．この場合は「V4」になる．

表3 Glasgow Coma Scale（GCS）

1. 開眼（eye opening, E）	E
自発的に開眼	4
呼びかけにより開眼	3
痛み刺激により開眼	2
なし	1
2. 最良言語反応（best verbal response, V）	**V**
見当識あり	5
混乱した会話	4
不適当な発語	3
理解不明の音声	2
なし	1
3. 最良運動反応（best motor response, M）	**M**
命令に応じて可	6
疼痛部へ	5
逃避反応として	4
異常な屈曲運動	3
伸展反応（除脳姿勢）	2
なし	1

正常ではE，V，Mの合計が15点，深昏睡では3点となる．
文献18，付録より引用

　わかりづらいという方も少なくないため，個人的な解釈で解説する．JCSとともにこの機会にぜひ覚えてしまおう．

・E：開眼

　まず「E：開眼」から．これは比較的簡単である．4項目で構成されている．

E4	「15秒ぐらい」以上自発的に目をあけていたらE4．
E3	呼びかけで開眼する． しばらくは自発的に目をあけているが，すぐに閉じてしまう場合（15秒以内ぐらいで）．E4だろうか？E3だろうか？ここはすぐに目を閉じてしまうという点では明らかにE4クリアと言い切るのは難しい，軽く意識障害があると捉えE3にする（→前日に遅くまで飲み会があって，その翌日に退屈な講義を聞いているときの私たちの状態を想像してみる）．
E2	痛み刺激で開眼する．
E1	開眼しない． どうみても意識がないけど，瞼の関係で目だけがあいてしまっている場合，開眼しているからといってE4クリアにするのはおかしいと思われる．明確な決まりはないが，私はこの場合は常識的に考えてE1とする．

・V:最良言語反応

次に「V:最良言語反応」．これは5項目からなる．「混乱した会話」とか「不適当な発語」など少し違いがわかりづらい．なお**挿管中の場合は「Vt」**という．tは「tube」のこと．

V5	見当識が保たれているもの．言い換えると「見当識障害がない」もの．下記参照．
V4	見当識が保たれていないもの．言い換えると「見当識障害がある」もの．
V3	質問に対して答えが返ってくるかを判断する．例えば「お名前はなんですか?」と聞いたときに，「佐藤です」とか「けいたです」とか答えられれば正解かどうかは別としてV4以上とする．名前を聞くという質問に対して，ちゃんと名前を答えているからである． それに対して「お名前なんですか?」と聞いて，「トマト!!」とか「うるせー，ばかやろー」などと言われたらV3とする．名前を聞いているのに「うるせー」は質問に答えていないからである．発語が会話(conversation)ではなく単語(words)であるとの記載もあるが，違いの判定が難しいためあまり考慮しない．
V2	「ウーウー」「アーアー」．
V1	発語なし

・見当識とは?

見当識とは「時間，場所，人」の認識のこと．

時間は「今日は何月何日ですか?」と聞いてみる．1，2日ぐらいはずれてしまうことは多めにみる．私たちでも間違えてしまうことはあると思われる．難しければ季節でもいいかもしれない．

場所は「ここはどこですか?」と聞く．「病院」と答えられたらOK．

人に関する質問のしかたで間違えがよくみられる．「あなたのお名前は何ですか?」と聞くのは間違い．自分の名前は意識が障害されていても反射的に結構答えられることが多い．正しい質問のしかたは**「私は誰ですか? 何をしている人ですか?」**と聞いてみる．通常であれば，白衣を着ているなどの見た目から判断して「お医者さんですよね」とか，名札をチラ見して「○○さんですかね」と答えることができるはずである．おそらく私たちもこのように質問されたらこう答えるであろう．**人とは主治医や看護師，家族などを正しくそれと認識しているか**を確認することである．見当識が障害されている場合はこの質問に対して「デパートの○○さん」とか「知らねーよ」とか違う答えが帰ってくる．

すなわち見当識とは自分を認識する能力ではなく，「**自分以外の外環境を認識する能力**」である．したがって時間，場所，人は上記のような質問のしかたになる．まめ知識だが，認知症の場合は時間→場所→人の順に障害されてくるとのこと．

・**M：最良運動反応**

最後に「M：最良運動反応」．これは6項目からなる．これが覚えられずに挫折する人も少なくない．有名なGCS体操（**図8**）があるので合わせて覚えてしまおう．

M6	従命が入る．両手を握って，離してもらえればOK.
M5	胸骨正中部に痛み刺激を加え，被験者の手がそこにくればM5とする．これをlocalizesするという（局所化する，焦点化する）．
M4	Localizesしないものが M4．すなわち胸骨正中部に痛み刺激を加え，手を動かすが，正中部から外れて明後日の方にいってしまうものや，お腹でとまってしまう，「あー，おしいっ」というのがM4．手が痛み刺激の部分から離れているのでwithdraws（逃避）とも記載されるが，別に逃げているわけではなく，届かないだけである． ちなみに下のM2・M3と区別して，M4以上では腋を開くとされる．またM2，M3は脳の「異常反射」であり明確に定義されているものである．ほんの少しだけ腕が動き，それが異常反射でない場合，動きの大きさにかかわらず，M4となる（腕がピクッと少ししか動かないからM1の上のM2などとするのは間違い）．M4はけっこう幅広い．
M3	**異常**屈曲である．イラストで形を覚えること．**除皮質硬直**とも言う．腋は閉じる．
M2	**異常**進展ある．これもイラストで見て形を覚えること．**除脳硬直**とも言う．腋は閉じる．
M1	痛み刺激を加えても，少しも動かない．

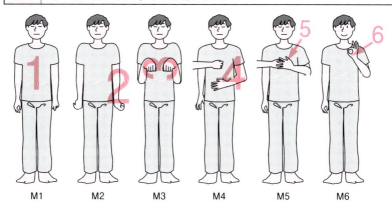

図8　GCS体操

ちなみに，頭部外傷が重症か軽症かはGCSやJCSで判断するという基準もある．

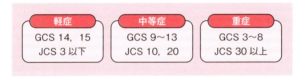

おわりに

今回はICPモニターを中心に重症頭部外傷の標準的管理を概説いたしました．私たちのICUでは外傷患者が多く，重症頭部外傷患者もICUに多く入室します．標準的と言っても，研修医の先生はあまり管理の経験がないため，一般的な説明も加えています．重症頭部外傷管理の最近のトピックスはいろいろありますが，どれもまだ一定の見解が出ておらず，これからの研究に期待がもたれるところです．また**わが国の「重症頭部外傷治療・管理のガイドライン第3版」**[19]と米国の**「Guidelines for the Management of Severe Traumatic Brain Injury 3rd Edition」**[2]がありますので読み比べてみるのも面白いですよ．

文献

1) Ng, I., et al.：Effects of head posture on cerebral hemodynamics: its influences on intracranial pressure, cerebral perfusion pressure, and cerebral oxygenation. Neurosurgery, 54：593-597, 2004（PMID15028132）
2) Guidelines for the Management of Severe Traumatic Brain Injury 3rd Edition (Brain Trauma Foundation. ed), 2007
3) Eisenberg, H. M., et al.：High-dose barbiturate control of elevated intracranial pressure in patients with severe head injury. J Neurosurg, 69：15-23, 1988（PMID3288723）
4) Ratanalert, S., et al.：ICP threshold in CPP management of severe head injury patients. Surg Neurol, 61：429-434, 2004（PMID15120212）
5) Chan, K. H., et al.：Multimodality monitoring as a guide to treatment of intracranial hypertension after severe brain injury. Neurosurgery, 32：547-552, 1993（PMID8474645）
6) Juul, N., et al.：Intracranial hypertension and cerebral perfusion pressure：influence on neurological deterioration and outcome in severe head injury. The Executive Committee of the International Selfotel Trial. J Neurosurg, 92：

1–6, 2000（PMID10616075）
7) Sahuquillo, J., et al.：Does an increase in cerebral perfusion pressure always mean a better oxygenated brain ? A study in head–injured patients. Acta Neurochir Suppl, 76：457–462, 2000（PMID11450067）
8) Steiner, L. A., et al.：Continuous monitoring of cerebrovascular pressure reactivity allows etermination of optimal cerebral perfusion pressure in patients with traumatic brain injury. Crit Care Med, 30 ： 733–738, 2002（PMID11940737）
9) Narotam, P. K., et al.：Brain tissue oxygen monitoring in traumatic brain injury and major trauma：outcome analysis of a brain tissue oxygen–directed therapy. J Neurosurg, 111：672–682, 2009（PMID19463048）
10) Shafi, S., et al.：Intracranial pressure monitoring in brain–injured patients is associated with worsening of survival. J Trauma, 64：335–340, 2008（PMID18301195）
11) Chesnut, R. M., et al.：A trial of intracranial–pressure monitoring in traumatic brain injury. N Engl J Med, 367：2471–2481, 2012（PMID23234472）
12) Raboel, P. H., et al.：Intracranial Pressure Monitoring: Invasive versus Non-Invasive Methods-A Review. Crit Care Res Pract, 2012;2012:950393. doi: 10.1155/2012/950393. Epub 2012 Jun 8.（PMID22720148）
13) Clifton, G. L., et al.：Fluid thresholds and outcome from severe brain injury. Crit Care Med, 30：739–745, 2002（PMID11940738）
14) Clifton, G. L., et al.：Very early hypothermia induction in patients with severe brain injury（the National Acute Brain Injury Study：Hypothermia II）：a randomised trial. Lancet Neurol, 10：131–139, 2011（PMID21169065）
15) Cooper, D. J., et al.：Decompressive craniectomy in diffuse traumatic brain injury. N Engl J Med, 364：1493–1502, 2011（PMID21434843）
16) Poca, M. A., et al.：Incidence of intracranial hypertension after severe head injury：a prospective study using the Traumatic Coma Data Bank classification. Acta Neurochir Suppl, 71：27–30, 1998（PMID9779134）
17) Souter, M. J., et al.：Delayed intracranial hypertension：relationship to leukocyte count. Crit Care Med, 27：177–181, 1999（PMID9934913）
18)「脳卒中治療ガイドライン2009」（日本脳卒中学会/編），2009
19)「重症頭部外傷治療・管理のガイドライン 第3版」（日本脳神経外科学会，日本脳神経外傷学会/監，重症頭部外傷治療・管理のガイドライン作成委員会/編），医学書院，2013

第1章 教えて！バイタル・モニタリング

3. ICUでのスコアリングいろいろ

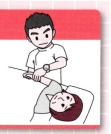

はじめに

　原則としてICUは重症な患者さんを対象としています．目の前の患者さんがはたして重症なのかどうかを客観的に知りたいと思いますが，それは見ただけではわかりませんし，担当医がそう思っていても実は違っているかもしれません．また臨床研究などを行うときは，患者さんを重症度によって層別化する必要が出てくることもあります．そんなときに役に立つのが本項で紹介するスコアリングシステムです．

　これはICUの施設が異なっても，はたまた国が異なっても，**共通言語として患者さんの状態を把握することができます**．例えば，当センターでは外傷でICUに入室される患者さんが多いのですが，外傷での重症度は「ISS（injury severity score）」を用います（後述）．日本外傷学会などで症例報告などをする際も必ずこのISSを述べます．例えば「ISSは34点です」というと私たちは「あー，けっこう重症だな」と簡単に想像することができます．

　実際にICUではとても多くのスコアリングシステムを用いています．症例のプレゼンテーションをするときにもスコアを提示することは重要です．本項ではそのスコアリングシステムのなかでも代表的なものを解説していきたいと思います．

Point

■簡単なスコアリングの分類

　スコアリングと一概にいってもいろいろなものがあります．**予後予測**に関するスコアリングや，特定の疾患の診断や**重症度**を決定するためのもの．すべて紹介するのは難しいので，本項ではICUで頻用される前者の予後予測スコアリングを中心に概説します．
（例）
＜予後予測に関するスコアリング＞
APACHE Ⅰ〜Ⅳ：集中治療施設間で重症度比較や，入室患者の重症度，予後を推定する

SAPS I〜III：主に欧州で用いられている．APACHEよりも少しシンプル
MPM I〜III：入院時以外にも，その後経時的に評価する
TRISS：ISSに生理学的重症度および年齢因子を加えて算出する外傷での
　　　予後予測スコア

＜重症度評価に関するスコアリング＞
SOFA：臓器別重症度スコアで連日算出することが可能
MODS：SOFAとほぼ同じ，やや簡易的
ISS：外傷での解剖学的評価による重症度

＜特定の疾患の診断や重症度評価のスコアリング＞
急性期DIC診断基準
急性膵炎診断基準・重症度判定基準
感染性心内膜炎のDuke臨床診断基準
など

Conference!

症例プレゼン

研修医A：症例は27歳男性．左折するトラックのタイヤに巻き込まれて受傷しました．
受傷部位は脳挫傷，頸動脈断裂，左第3〜4番肋骨骨折，肝臓皮膜下血腫，後腹膜血腫，左大腿骨の骨折です．
〜中略〜
以上の治療を行い，現在バイタルは安定しております．
AISは頭頸部4点，腹部3点，四肢3点でISSは16＋9＋9＝34点の重症多発外傷です．

1 外傷重症度スコアリング

チーフ早川：ちゃんとISSをつけられているね．外傷患者さんではカンファレン

スのときに必ず言うようにしてね．

研修医B：ISSって何ですか？

チーフ早川：そうか，B先生は今月からICUをローテーションするからまだ知らなかったね．ISSは外傷の重症度スコアリングだよ．

研修医A：ISSは6つの部位のAISスコアというものから，上位3つを採用してその2乗して合計した値です．

研修医B：？？

チーフ早川：実際にスコアリングをしていけば，すぐに覚えられるから大丈夫だよ．

Point

■AISコード：解剖学的重症度指数（abbreviated injury scale）（表1）

表1　ISSのつけ方（文献1より引用）

損傷区分｜解剖学上の構造｜損傷の分類｜損傷レベル｜AISの重症スコア

AISコード	傷害度
1	軽症（minor）
2	中等度（moderate）
3	重症（serious）
4	重篤（severe）
5	瀕死（critical）
6	即死（maximum）（実質的に救命不可能）

■ISSのつけ方（表2）

表2　ISSのつけ方の例（文献1より引用）

①部位	②損傷	③AISコード	④最大AISスコア	⑤AIS^2
頭頸部	脳挫傷 頸動脈の完全断裂	140604.3 320212.4	4	16
顔面	耳裂創	210600.1	1	
胸部	左第3〜4肋骨骨折	450220.2	2	
腹部・骨盤内臓器	肝臓皮膜血腫 後腹膜血腫	541812.2 543800.3	3	9
四肢・骨盤	大腿骨骨折	851800.3	3	9
体表	全身擦過傷	910200.1	1	

ISS＝16＋9＋9＝34

ISSは6つの部位のAISスコアの中から，上位3つを2乗して合計した値である．必ずカンファで言う．
① 部位は頭頸部・顔面・胸部・腹部骨盤内臓器・四肢骨盤・体表の6項目ある．それぞれの評価を行う．
② 部位別に損傷部位を挙げる．
③ 「AIS90 Update98」をもとにAISコードをつける．小数点以下の数字がAISスコアになる．
④ 部位別に損傷で最もAISスコアの高いものを採用する．
⑤ 部位のAISスコアのうち点数の高い3つを採用し，2乗する．
⑥ 2乗数の3つの和がISSである．

研修医B：6カ所の解剖学的部位にそれぞれAISをつけて，そのなかからAIS点数の高い3つを採用すればいいんですね．なんとなくわかってきました．

研修医C：でも何のためにこのスコアをつけるんですか？

チーフ早川：ひとつは**日本外傷データバンク**（JTDB：Japan trauma data bank）というものがあるんだけど，ここでデータを集めることで外傷の重症度や予測生存率などの疫学調査に使用されているんだ．

研修医C：なるほど．それは重要ですね．

チーフ早川：もう一つは，ISSでおおまかな重症度がわかる点だよ．だいたいISSが15点以上を重症外傷と定義するんだ．またこのISSに生理学的な指標を組み合わせることで，データに基づいて**予測死亡率**（Ps：probability of survival）を計算することができるんだ．

研修医B：重症度のスコアをつけると，患者さんの重症度を予測したり，施設の間で比較検討したりすることができるんですね．

チーフ早川：そう．ほかにも重要な重症度スコアリングシステムがあるからいくつか紹介するよ．

研修医C：お願いします．

表3 APACHE II スコア（文献3より引用）

【A】total acute physiology score（APS）（12の生理学的変数の点数合計）

生理学的変数	4	3	2	1	0	1	2	3	4
直腸温（℃）	≦29.9	30〜31.9	32〜33.9	34〜35.9	36〜38.4	38.5〜38.9		39〜40.9	≧41
平均血圧（mmHg）	≦49		50〜69		70〜109		110〜129	130〜159	≧160
心拍数（/分）	≦39	40〜54	55〜69		70〜109		110〜139	140〜179	≧180
呼吸数（/分）	≦5		6〜9	10〜11	12〜24	25〜34		35〜49	≧50
A-aDO2（FiO2≧0.5）PaO2（FiO2＜0.5）	＜55	55〜60		61〜70	＜200 ＞70		200〜349	350〜499	≧500
動脈血pH	＜7.15	7.15〜7.24	7.25〜7.32		7.33〜7.49	7.50〜7.59		7.60〜7.69	≧7.70
血清HCO3（mmol/IL）（血ガス未施行時）	＜15	15〜17.9	18〜21.9		22〜31.9	32〜40.9		41〜51.9	≧52
血清Na（mmol/L）	≦110	111〜119	120〜129		130〜149	150〜154	155〜159	160〜179	≧180
血清K（mmol/L）	＜2.5		2.5〜2.9	3.0〜3.4	3.5〜5.4	5.5〜5.9		6.0〜6.9	≧7.0
血清Cre（mg/dL）（急性腎不全では2倍）			＜0.6		0.6〜1.4		1.5〜1.9	2.0〜3.4	≧3.5
Ht（%）	＜20		20〜29.9		30〜45.9	46〜49.9	50〜59.9		≧60
WBC（×10³/mm³）	＜1		1〜2.9		3〜14.9	15〜19.9	20〜39.9		≧40
Glasgow coma scale	15 − Glasgow coma scale（例えばGCS 8の場合，15−8＝7　7点になる）								

（次ページにつづく）

（表3つづき）

【B】age points

年齢	スコア
≦44	0
45〜54	2
55〜64	3
65〜74	5
≧75	6

【C】chronic health points（CHP）
慢性併存疾患を有する非手術患者または緊急手術患者：5点
慢性併存疾患を有する予定手術患者：2点
　慢性併存疾患の定義
　　肝　　：生検で肝硬変，門脈圧亢進，肝不全・肝性昏睡の既往
　　心血管系：NYHA　Ⅳ度
　　呼吸器系：慢性の拘束性，閉塞性疾患・血管疾患による重度の運動障害（家事不能など），慢性の低酸素血症，高炭酸ガス血症，2次性多血症，重症（40 mmHg）肺高血圧症，人工呼吸器依存状態
　　腎　　：維持透析
　　免疫不全：免疫抑制剤や長期または大量ステロイド投与，化学療法，照射療法，白血病，リンパ腫，AIDS

APACHE Ⅱ スコア＝【A】APS ＋【B】age points ＋【C】CHP

② 予後予測スコア

チーフ早川：ICUで最も有名なスコアリングシステムにAPACHEスコア（acute physiology and chronic health evaluation）というのがあるのは知っているよね．

研修医A：はい，何度も聞いたことがあります．

チーフ早川：このAPACHEスコアというのは，**ICU入室してから24時間以内などの初期に項目を入力すると，その患者さんの死亡率などの予後が予測できるというツール**だよ．

研修医B：でも，実際に自分で点数をつけたことはないですね…．

チーフ早川：スコアリングシステムを覚えるには**実際に自分でつけてみるのが一番**．自ら点数をつけているうちに，その意味合いもだんだんわかってくると思うよ．

研修医B：そうですね．これからは実際に点数をつけてみます．毎日つければいいんですか？

チーフ早川：いや，この予後予測スコアリングはICUの入室した初期につけるものだよ（ただし例外あり…）．毎日つけるものとしては患者の臓器不全の状態を評価するSOFAスコアなどがあるから後で紹介するね．

研修医C：わかりました．ICU入室したときにスコアリングして，患者さんの重症度，死亡率などを予測するのがAPACHEですね．

チーフ早川：さて，この有名なAPACHEスコアだけど，1981年にKnausらによって発表されて以来[2]，APACHE I～IVまで出されているよ．

研修医A：一番有名なのはAPACHE IIですよね？

チーフ早川：そう．最も標準的に用いられている予後予測スコアがAPACHE IIだね．III，IVもあるんだけど，入力項目が多くて複雑なことと，以前は有料だったこともあって本邦でもそれほど普及はしていないようだね．

> **Point**
>
> ■APACHE IIスコアの算出方法（表3）
> 【A】生理学的パラメーターの評価（APS：acute physiology score）
> 【B】年齢修正（age points）
> 【C】慢性疾患評価（CHP：chronic health points）
> APACHE IIスコア＝【A】＋【B】＋【C】
> 点数が高いほど重症．最高点は71点で，おおむね20点以上は重症と判断される．

チーフ早川：他の予後予測スコアにSAPS（simplified acute physiology score）というのもあるよ．1984年にSAPS Iが発表されて，今はSAPS IIIが用いられているよ．

研修医C：APACHEとは何が違うんですか？

チーフ早川：APACHEは生理学的パラメーター（バイタルや酸素化，電解質などの）の項目が多いのに対して，**SAPSはICU入室以前の項目などが充実している**ようだね．あとは**APACHEは米国で，SAPSは欧州で主に使用されている**という背景もあるよ．

研修医B：APACHEとSAPSどちらが良いとかあるんですか？

チーフ早川：もちろん最もよく予後を予測できるのがいいんだろうけど，**明らかな優劣があるわけではない**よ．

研修医C：わかりました．

チーフ早川：あとはMPM I～III（mortality prediction model）というのもある

よ．これはICU入室時だけでなくて，その後も経時的にチェックしていくという特徴があるよ．

Point

予後予測スコアリングシステムとしてはAPACHE，SAPS，MPMなどが存在する．明確な優劣があるわけではないので，どれを採用してもよいが，施設の基準に従うのがいい．本邦では現在のところAPAPHE Ⅱが普及している．

3 臓器別重症度スコア

研修医B：いま話にあったのがICU入室前後のデータで予後を予測するツール．そしてほかにも患者の臓器不全の状態から重症度をはかるツールがあるんですね．

チーフ早川：そう．その代表例がSOFAスコアだよ．1996年に欧州集中治療医学会よりsepsis-related organ failure assessment scoreとして発表されたけど，必ずしもsepsis（敗血症）に限定されないことから，いまはsequential organ failure assessment（SOFA）scoreと改称されたよ[4]．

研修医C：さっき話にあった予後予測スコアリングとは異なるんですね．

チーフ早川：SOFAスコアは予後の推定も可能だけど，**連日つけることで，患者さんの重症度の変動を数字で示すことができる**んだ．ほら，日々の治療のなかでその患者さんの状態が改善しているのか，悪化しているのかをスコアで定量化できたら便利でしょ．

研修医A：そうですね．じゃあSOFAスコアは連日つけることが大事ですね．

チーフ早川：その分，簡単にできているから，可能なら毎日カンファレンスで発表できたらなお良いよね．「忙しい」という人もいるかもしれないけど，インターネット上に無料のスコアリング支援ツールがあるから，手持ちのタブレットなどに入れておくと便利かもね．

Point

■ SOFAスコア（表4）

表4　SOFA（sequential organ failure assessment）スコア

スコア	1	2	3	4
呼吸器 PaO$_2$/FiO$_2$ （mmHg）	＜400	＜300	＜200 ＋人工呼吸	＜100 ＋人工呼吸
凝固系 血小板数 （10^3/mm^3）	＜150	＜100	＜50	＜20
肝臓 ビリルビン （mg/dL）	1.2〜1.9	2.0〜5.9	6.0〜11.9	＞12.0
心血管系 低血圧	MAP＜70 mmHg	DOA≦5 or DOS （any dose）	DOA＞5 or Ep or Nor≦0.1	DOA＞15 or Ep or Nor＞0.1
中枢神経系 Glasgow coma scale	13〜14	10〜12	6〜9	＜6
腎機能 クレアチニン （mg/dL）or 尿量	1.2〜1.9	2.0〜3.4	3.5〜4.9 or ＜500 mL/ 日	＞5.0 or ＜200 mL/ 日

※ICU在室中に高いSOFAスコアを示した症例ほど死亡率が高い
文献4より引用

　6臓器に関して，24時間以内の最悪値を0〜4点で評価し，合計したものがSOFAスコア（合計点は0〜24点で点数が高い方が重症）．

　Ferreiraらの報告[5]によるとSOFAスコアがはじめの48時間で上昇したのか（Increased），変化しなかったか（Unchanged），減少したか（Decreased）で死亡率がそれぞれ53％，31％，23％と報告している．さらにその48時間後に上昇し続けた場合は死亡率57％，逆に減少し続けた場合は19％となっている（表5）．ここからもSOFAスコアを連日つけることで，目の前の患者さんが重症かどうかを判断する一助になるということがわかる．

表5　SOFAスコアと予後の関連[※1]

First 48 Hours				
Evolution	No. at Risk	% of Deaths (SE)	95% CI	Mean LOS (SE)
Increased	66	53（6.1）	41〜65	12.4（6.4）
Unchanged	32	31（8.2）	15〜47	12.6（9.5）
Decreased	30	23（7.7）[※2]	8〜38	10.9（9.3）

Next 48 Hours				
Evolution	No. at Risk	% of Deaths	Total % of Deaths	Average % of Desths Over First 96 h
Increased	22	67	57	＞50
Unchanged	12	5	53	
Decreased	32	44	50	
Increased	9	33	32	27〜35
Unchanged	9	11	27	
Decreased	14	43	35	
Increased	12	33	26	＜27
Unchanged	6	33	25	
Decreased	12	8	19	

※1：LOS indicates length of stay.
※2：$P = .01$, Increased vs decreased.
文献5より引用

4 スコアリングシステムの利点

研修医A：今日紹介してくれたスコアリングをつけるメリットって何があるんですか？

研修医B：さっき話にあったように，目の前の患者さんが重症かどうか，または連日の治療に反応があるかどうかの判断の助けになりますよね．

チーフ早川：特にICUで研修をはじめたばかりの人には客観的数値で出るので，わかりやすいと思うよ．点数をつけているうちに目の前の患者さんが重症かどうかの「感覚」がつかめてくると思うよ．

研修医C ：私たちにとってはとても勉強になりますね．
チーフ早川 ：そうだね．それ以外にもAPACHEやSOFAといったスコアは臨床研究でも用いられたり，最近では病院の機能評価でも使用されたりするよ．**スコアリングシステムから算出された死亡率と実際の死亡率を比較**してみて，それが病院の成績になったりするんだ．
研修医A ：じゃあ，いろいろな方面で使用されているんですね．
研修医B ：私たちもこれからは毎回スコアリングしてみるようにします．

おわりに

本項では当科でもよく使用されるISSやAPACHE, SOFAを紹介いたしました．ICUを回る以前の研修医の先生にはなじみの薄いものですが，カンファレンスなどで発表しているうちに覚えてくるので，当科ではいつもスコアリングしてもらうようにしています．ぜひこれらのスコアリングはICUで研修する際には覚えていきたいものです．

文献

1) 「AIS90 Update 98日本語対訳版」（日本外傷学会，他/訳），へるす出版，2003
2) Knaus, W. A., et al. : APACHE-acute physiology and chronic health evaluation: a physiologically based classification system. Crit Care Med, 9 : 591-597, 1981（PMID7261642）
3) Knaus, W. A., et al. : APACHE II: a severity of disease classification system. Crit Care Med, 13 : 818-829, 1985（PMID3928249）
4) Vincent, J. L., et al. : The SOFA (Sepsis-related Organ Failure Assessment) score to describe organ dysfunction/failure. On behalf of the Working Group on Sepsis-Related Problems of the European Society of Intensive Care Medicine. Intensive Care Med, 22 : 707-710, 1996（PMID8844239）
5) Ferreira, F. L., et al. : Serial evaluation of the SOFA score to predict outcome in critically ill patients. JAMA, 286 : 1754-1758, 2001（PMID11594901）

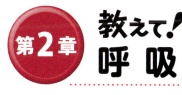

第2章 教えて！呼吸

1. 抜管後喉頭浮腫と気管切開チューブの選択
2. 酸素療法のいろいろ
3. 重症呼吸不全のVV-ECMO管理

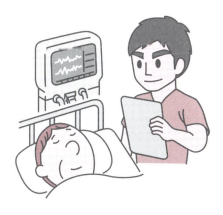

第2章 教えて！呼吸

1. 抜管後喉頭浮腫と気管切開チューブの選択

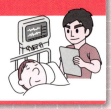

はじめに

単行本「教えて！ICU」（第2章-1）では気管切開術のタイミングに関して概説いたしました．気管切開術が必要となる病態の1つに**抜管後喉頭浮腫（抜管後の喘鳴）**があります．これには治療としてステロイドが使われることが多いので，その解説が本項の前半になります．後半は気管切開術後のチューブの選択に関して概説いたします．気管切開チューブは構造がやや複雑なのですが，そのトラブルはairwayにかかわることであるため，緊急性を要します．ICUでは気管切開術が行われることも少なくありません．チューブの構造の理解は必須ですので，これを機会に勉強をしてみてください．

Conference！

症例プレゼン

研修医A：症例は63歳男性です．現病歴ですが，自転車で走行中に交差点内で乗用車にはねられて受傷しました．病着時は20/JCSで，全身性の痙攣が認められました．意識障害があり，舌根が沈下してしまうので，気道確保目的に気管挿管を実施しました．痙攣はジアゼパムの投与で停止しています．頭部CTで右硬膜下血腫と外傷性くも膜下出血を認めたため，経過観察目的にICUに入院．翌日のフォローのCTで血腫拡大はなく，意識も改善傾向にありました．
第4病日に抜管を行いましたが，喘鳴（post-extubation stridor：PES）がすぐに出現し，吸入療法を行いましたが改善せず，上気道狭窄（抜管後喉頭浮腫）として再挿管となりました．再度抜管を試みたいと思っています．

1 カフリークテスト

チーフ早川：なるほど，喉頭（上気道）の浮腫が原因で再挿管になってしまったんだね．

研修医B：再挿管のときの喉頭展開で，**声門の浮腫が肉眼的に認められた**とのことです．

チーフ早川：抜管の失敗はどんな原因で起こるか知ってるかな？ 再挿管が必要になった患者のデータによると，呼吸不全（28％）や心不全（23％）が多くて，ついで痰がよく出る（16％），**上気道狭窄（15％）**というようになっているんだ[1]．

研修医A：この患者さんは呼吸不全はなかったけれど，上気道の問題がありました．

チーフ早川：抜管をする前に**カフリークテスト**はしたのかな？

研修医C：いえ，行ってないです．

チーフ早川：抜管前に患者さんの呼吸状態や意識を確認するのはもちろん重要だけど，それ以外にも**舌根沈下の有無や咳・嚥下反射，そしてカフリークテストなど上気道の評価も重要**だよ．

Point

■ カフリークテスト[2)〜4)]

上気道の狭窄や浮腫の存在を確認するために，気管チューブのカフを抜いて（デフレート），呼吸のリークを確認するもの．方法はいくつかあるのでご紹介したい．

①カフを抜いて，頸部を聴診し空気の通りや喘鳴の有無を聞きつつも，口から出る呼気を感じる（聞いて，感じて）．

②呼吸器のモードはアシストコントロール（A/C）とする．カフを抜く前後の人工呼吸器に表示される吸気と呼気の1回換気量（TVi・TVe）をチェックする．
カフありTViとカフ抜きTVeの差を測定し，数回分の平均値をリーク

量とする．このリーク量が少ない（例えば110 mL未満）と上気道狭窄の危険性が高い．

カフありTVi－カフ抜きTVe＜110 mL，リークなし⇒上気道狭窄疑い

③カフリーク％＝（カフありTVi－カフ抜きTVe）/カフありTVi

カフリーク％＜10％だと上気道狭窄の危険性が高い．

①の方法は大雑把すぎる．③は計算がやや煩雑なので当センターでは②の方法を行っている．ただしこの試験でクリアしても，抜管後に上気道狭窄が起こることがあるため注意を要する．

2 喉頭浮腫に対するステロイド

研修医A ： わかりました，次回からカフリークテストを行ってみることにします．

研修医C ： 抜管後の喉頭浮腫にステロイドの投与が有効だっていう話を聞いたことがあるんですけど．

チーフ早川 ： おおっ，よく知っているね．実は昔から，抜管前にステロイドを投与することで抜管後の喉頭浮腫を予防できるのではないかと研究されてきたんだよ．

研修医B ： でもあまり効果がないとか…．

チーフ早川 ： 当初はあまり成績がよくなかったんだ．でもそれはステロイドを抜管の比較的直前に投与していたから．2000年代後半の研究では抜管の12～24時間前と比較的早い時期からステロイドを予防投与して良好な成績が得られているよ．

指導医からのアドバイス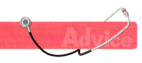

■抜管後喉頭浮腫の予防のためのステロイド投与

・Chengらの報告（2006年）[5]

抜管前のカフリーク率＜24％の患者を対象に，プラセボ群43例，メチルプレドニゾロン40 mg＋生理食塩液2 mLを1回静注（24時間前）群42

例，4回静注（6時間おきに）群42例を比較した．

結果，ステロイドを4回静注した群は，投与するたびにカフリーク率が上昇したのに対して（▲），1回静注した群は最初のみ増加して，その後のカフリーク率の上昇は認めなかった（■）（図1A）．

またPESの発生率はプラセボ群30.2％，1回静注群11.6％，4回静注群7.1％とステロイド投与群で有意に少なかった（図1B）．

- Francoisらの報告（2007年）[6]

761例の人工呼吸患者を対象に，抜管の12時間前より4時間おきにメチルプレドニゾロン20 mgを静注（合計80 mg投与）した．抜管後の喉頭浮腫の発生率はステロイド投与群で3％に対し，プラセボ群で22％（p＜0.001）と有意に減少した．

当センターでも後者のプロトコールを参考に抜管後喉頭浮腫が予想される患者に対して，ステロイドの投与を行っている．

1回分の投与量と投与方法：メチルプレドニゾロン（ソル・メルコート or ソル・メドロール®）20 mg＋生理食塩液50 mLを30分で点滴．
⇒抜管の12時間前より4時間おきに計4回合計80 mgのステロイドを投与．
⇒例えば午前0時，4時，8時，12時に投与すると，昼に抜管できる．

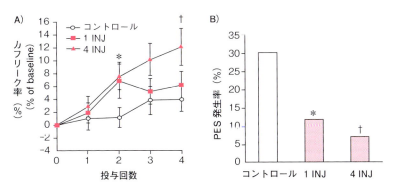

図1 ステロイド投与による抜管後喉頭浮腫の変化
A）ステロイド投与によるカフリーク率の変化．B）ステロイド投与によるPES発生率．
文献5より引用．

> **症例プレゼン（つづき）**
>
> **研修医A**：その後も数日気管挿管していたところ，膿性痰が増加し，またX線上も透過性の低下が認められておりVAP（ventilator associated pneumonia：人工呼吸器関連肺炎）※の合併が認められました．痰も多く喀出困難につき，ご家族に説明して，第11病日に外科的気管切開術を施行しました．翌日には人工呼吸器から離脱ができています．
> 　第22病日に肺炎は改善したのですが，まだ痰が多く，頻回に吸引が必要な状況でした．午前2時頃にSpO₂が86％でアラームがあり，看護師が駆けつけると呼吸苦の訴えがありました．吸引後SpO₂は96％に回復しましたが，**吸引チューブがなかなか入れにくいとの報告**があり，気管切開チューブの入れ替えを行いました．

※近年はVAE（ventilator associated events）という概念も提唱されている．

3 気管切開チューブの構造

研修医A：もう少し発見が遅かったら，気管切開チューブの閉塞から窒息と最悪な事態も考えられますね．

チーフ早川：そうだね．**気管切開チューブの問題はABCDのA，airwayの問題だから何かあったら真っ先に対応しないといけないよ．特に喀痰が多い患者さんの場合は気管切開チューブが閉塞しやすいから注意してね．**

研修医B：最低でも2週間に1度は交換が必要ですよね．

チーフ早川：だいたいそれぐらいの頻度で交換するね．ただし外科的気管切開術後4〜7日程度は気切部の瘻孔が安定しないので，チューブを抜いた瞬間にその孔が閉じちゃうことがあるから原則として交換は行わないよ（経皮的気管切開術の場合はさらに長くて2週間程度）．

研修医C：交換するチューブのタイプはどうするんですか？

チーフ早川：それは患者さんの状態によるね．どのような患者さんにどんなタイ

プのチューブを使うかを知っておく必要があるよ．少なくとも**自分が担当している患者さんのチューブのタイプには責任をもって，その構造を理解しておくこと**．

研修医C：はい，わかりました．

チーフ早川：大筋を復習しておこう．最も一般的なのはカフありの単管チューブだね．

Point

気管切開チューブの種類と構造
■ 最も一般的なチューブ
⇒カフあり，単管，カフ上吸引あり（図2）

これが最も一般的なチューブの形状と考える．後はこれに下記のさまざまなバリエーションをプラスマイナスして種々のチューブが構成されている．

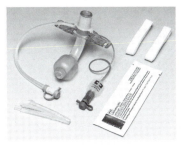

図2　アスパーエース™（巻頭カラーアトラス**1**参照）
画像提供：コヴィディエン ジャパン株式会社．

■ バリエーション
① 内筒（インナーカニューラ）の有無

内腔が汚染されやすい場合は，**チューブ全体を抜去せずに内筒のみを1日1回取り出して，閉塞の確認や洗浄ができる**（図3）．また，呼吸器接

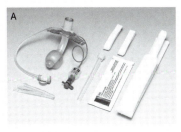
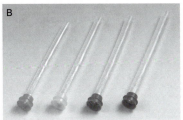

図3　内筒（インナーカニューラ）付のチューブ（B：巻頭カラーアトラス**2**参照）
A）アスパーエース™（内筒付），B）インナーカニューラ．
画像提供：コヴィディエン ジャパン株式会社．

続とスピーチ訓練を使い分けられる．欠点としては，**内腔が小さくなること**と，カーブが円弧なので生理的でなく気管の後壁にチューブがあたったりする．

② スピーチの有無（側孔）

　発声用バルブとして，ワンウェイバルブ（一方弁）またはキャップ（施栓）により呼気のみを声門の方へ送る．この**吸気と呼気の流れによるスピーチの仕組みを絶対に覚えておいてほしい**（図4）．

吸気の流れ（赤矢印）：　大気→ワンウェイバルブ（発声用バルブ）→気切チューブ→気管→肺

呼気の流れ（点線矢印）：肺→気管→気切チューブ→チューブの側孔→気管→声門→咽頭→口腔→大気

　（吸気はチューブを介してそのまま肺に入るが，**呼気は声門を通るため発声**がされる）

③ カフの有無

　カフを膨らませると下気道が独立するので，人工呼吸管理や上気道からの唾液・血液などのたれ込み（誤嚥）を防止することができるとされる．

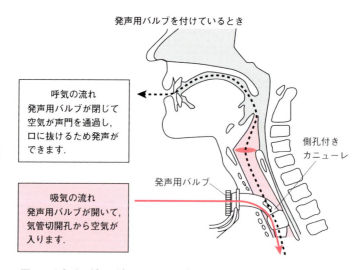

図4　吸気と呼気の流れによる発声の仕組み
文献7より転載．

しかし実際はカフを膨らませても唾液や経腸栄養剤の誤嚥を完全に防ぐことはできないとされているので注意が必要である[8]．逆に誤嚥もなく，喀出可能で発声の訓練をするときはカフなしを選択することができる．

このほかにも特殊なチューブはたくさん販売されている．付属物がついていないただのチューブであるレティナなどは単に気切孔を維持したいだけのときに用いられる．

あとはフランジ部分を動かすことで深さの調節が自由に可能なチューブ（ファイコンアジャストフィット，トラキオソフト™フィット）もあり，頸部の腫瘍や肥満など解剖学的に異常があるときに用いられる（図5，6）．特にICUでは大量輸液や外傷などで頸部浮腫が強い患者が多いため，比較的よく使用される．

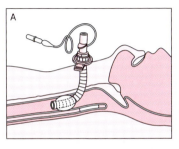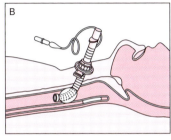

図5　フランジによる深さ調節例
A）頸部が膨張している患者への装着例．B）浅く挿入する場合．
文献9より転載．
画像提供：コヴィディエン ジャパン株式会社．

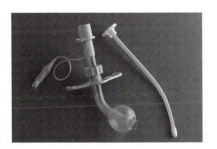

図6　トラキオソフト™フィット（巻頭カラーアトラス3参照）
画像提供：コヴィディエン ジャパン株式会社．

Point

■ コーケンネオブレススピーチタイプ（図7）

⇒ カフあり，本体に側孔あり，ワンウェイバルブ付き（スピーチタイプ），内筒付き（複管式）

- 普段は内筒を挿入し，人工呼吸器またはTチューブで吹き流しにする
- 1日1回は内筒抜去をし，バルブ装着して発声練習をする．その間に内筒は洗浄しておく
- また誤嚥がなくなり，かつ人工呼吸器からも離脱できたらカフをデフレートしておくことで，チューブ抜去に向けての訓練も行うことができる

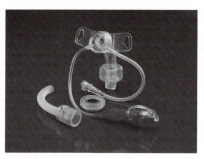

図7　コーケンネオブレススピーチタイプ
（巻頭カラーアトラス4参照）
画像提供：株式会社高研．

指導医からのアドバイス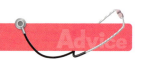

■ 気管切開チューブの固定方法は？
→「フランジをナート」＋「ネックホルダー」の組み合わせが基本（図8）

綿テープのみの固定の施設も多いかもしれないが，2週間以内に予定外抜管されると非常に危険．リスクを考えるとやはり気管切開後1～2週間（特にICU滞在中など）は「フランジのナートは必須」と考えている．ネックホルダーが緩んでいないか？ ナートが外れていないか？ 最低でも1日1回は観察をするようにしたい．

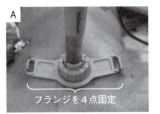
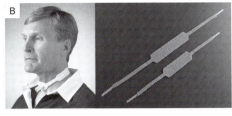

図8　フランジのナートによる固定（A）とネックホルダー（B）
画像提供：コヴィディエン ジャパン株式会社.

■気管切開チューブの予定外抜管のときの対応は？
→①気道確保と酸素投与をしつつ，②とにかく**人をたくさん呼ぶ!!**

　気管切開後数日（特に4日以内など）は気管切開孔が完全に瘻孔化していないため，気切チューブが抜けると，周囲の組織がよってしまい，その孔を閉鎖してしまうことがある．したがって，気管切開直後～7日目程度は気切チューブが予定外抜管されてしまうと，再挿入できないことがある．

　再挿入はじめの1回は気切チューブの再挿入をトライしてもよいが，その際には「**オブチュレーター（図9）**」または「**新品の気切チューブ**」が必要である．オブチュレーターは残してあるでしょうか？普段から病棟にはサイズのあった気切チューブが用意され，すぐに出てくるでしょうか？確認しましょう（気切チューブの再挿入に固執してしまうと，窒息からCPAになる場合もある）．

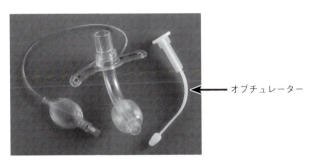

図9　トラキオソフト™に付属しているオブチュレーター
画像提供：コヴィディエン ジャパン株式会社.

Point

■ おまけ〜特徴的な気管切開チューブの紹介

左が普通の気管切開チューブです（**図10A**）．右は何が異なるかわかりますか？（**図10B**）そうですね．フランジ部分からもう1本，管が出ていますね（**図10B拡大部分**）．これはカフ上部の吸引用チューブで，商品名ではエバックチューブとも呼ばれます（エバックとは緊急避難の意味．または排出・排泄という意味も）．

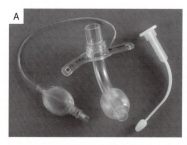 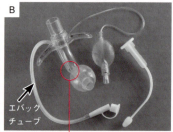

エバックチューブ

図10　トラキオソフト™（A），
　　　トラキオソフト™エバック（B）
画像提供：コヴィディエン ジャパン株式会社．

カフ上部の吸引用の孔

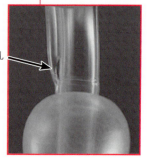

ときたま焦ってしまっているのか，それとも緊張してしまっているのかわかりませんが，このチューブをカフ用のチューブと勘違いして，挿管時や抜管時にこのチューブにシリンジをつないで空気を出し入れしようとしている研修医の先生を見かけます．まったく違いますし，恥ずかしい思いをしてしまいますのであらかじめ覚えておきましょう．

また，カフ上部吸引を行うとVAPの発症率を下げられるという報告がある（図11）．

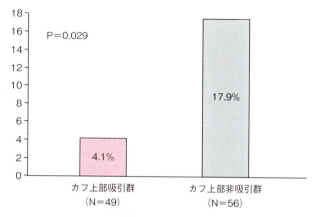

図11　72時間以上の器械換気患者のVAP発症率
低圧持続吸引器を使用：8秒吸引，100 mmHg（136 hPa），20秒休止．
文献10より引用．

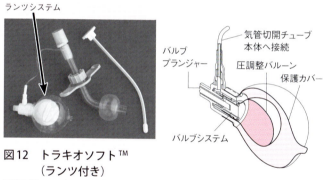

**図12　トラキオソフト™
　　　（ランツ付き）**
画像提供：コヴィディエン ジャパン株式会社．

　図12はパイロットバルーンが変な形をしていますね．これはランツシステムといって，バルーンの膨張収縮でカフの内圧を25〜33 cmH₂Oに自動調整してくれる強者です．これなら頻回にカフ圧を図らなくてもよさそうですね．ちなみにカフ圧が低いと唾液などのたれ込みの原因になりますし，カフ圧が高すぎると気道を圧迫して潰瘍形成などの原因となりますので良いことはありません．

④ 気管切開チューブの抜去までの流れ

チーフ早川：ざっと説明したけれど，チューブの大まかな構造は理解できたかな．
研修医A：はい，わかってきました．
研修医B：実物も見てみたいです．
チーフ早川：そうだね．**実際に実物も見て触って覚えることも大事**だね．ICUで研修している間に，病院で採用されているすべてのチューブの基本構造ぐらいは覚えておこうね．
研修医C：気管切開術をした当初はシンプルなカフあり単管式のチューブがまず挿入されますよね．その後2週間，3週間とたって呼吸状態が改善してきたらどのようにチューブを変更していくんですか？
チーフ早川：まずは人工呼吸器からの離脱が目標だよね．
研修医A：そうですね．場合によっては人工呼吸器を1日のなかでon-offをして離脱していくこともあるから，一番シンプルなカフ付きの単管気管切開チューブ（exアスパーエース™）がいいですね．
チーフ早川：そうだね．そして人工呼吸器が離脱できて，嚥下機能の改善や痰量が減ってきたら，もうカフなしチューブでもいいよね（exスピーチカニューレ）．あと発語の訓練がしたい場合は？
研修医B：側孔のついているスピーチタイプを選択すればいいんですね．
チーフ早川：その通り．おおまかな流れをまとめてみたから参考にしてね（**図13**）．大事なことは…．
研修医A：自分の担当している患者さんがどのようなタイプのチューブを使用しているのか構造をしっかりと理解しておくことですね．
チーフ早川：そう．それが大事．

Point

■ **気管切開チューブの選択と抜去までの流れ**（※あくまでも一例です）

　当初はカフ付き単管チューブで人工呼吸からの離脱をめざし，その後痰量・嚥下機能が改善し，発声訓練を行う際はカフなしのスピーチタイプのチューブを用いる．夜間も呼吸の心配がなくなれば，抜去が検討される．当センターでは途中に「コーケンネオブレススピーチタイプ」というチューブをはさむことが多い（**図13**）．

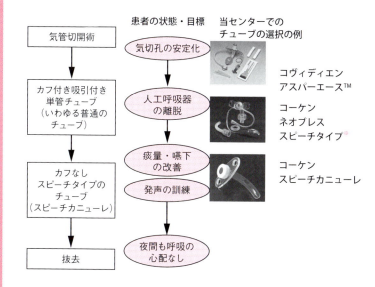

図13　気管切開から抜去までのチューブの選択
※：これは必須ではないが，上と下の両方の役割ができるので，個人的にはこれを挟むのが好み．
画像提供：コヴィディエン ジャパン株式会社．
　　　　　株式会社高研．

おわりに

　人工呼吸器からのウィーニング法や抜管のお作法に関しては成書を参考にしてもらい，今回は本当にICUではしばしば問題になる抜管後喉頭浮腫とステロイドの話をしました．あとチューブの種類に関しては各社から販売されており山ほどありますが，まずは基本的な構造を理解しましょう．くり返しになりますが，**airwayのトラブルは緊急度・重症度max**です．事故を起こさないように，使用しているチューブの構造をしっかりと理解するようにしてください．

文献

1) Epstein, S. K. & Ciubotaru, R. L.：Independent effects of etiology of failure and time to reintubation on outcome for patients failing extubation. Am J Respir Crit Care Med, 158：489–493, 1998（PMID9700126）
2) Miller, R. L. & Cole, R. P.：Association between reduced cuff leak volume and

postextubation stridor. Chest, 110：1035-1040, 1996（PMID8874265）
3) Ochoa, M. E., et al：Cuff-leak test for the diagnosis of upper airway obstruction in adults：a systematic review and meta-analysis. Intensive Care Med, 35：1171-1179, 2009（PMID19399474）
4) Sandhu, R. S., et al：Measurement of endotracheal tube cuff leak to predict postextubation stridor and need for reintubation. J Am Coll Surg, 190：682-687, 2000（PMID10873003）
5) Cheng, K. C., et al：Intravenous injection of methylprednisolone reduces the incidence of postextubation stridor in intensive care unit patients. Crit Care Med, 34：1345-1350, 2006（PMID16540947）
6) Francois, B., et al：12-h pretreatment with methylprednisolone versus placebo for prevention of postextubation laryngeal oedema：a randomised double-blind trial. Lancet, 369：1083-1089, 2007（PMID17398307）
7) KOKEN．コーケンPPカニューレ スピーチ：
http://www.kokenmpc.co.jp/products/medical_plastics/tracheal_tube/pp_cannula_sp/
8) Elpern, E. H., et al：Pulmonary aspiration in mechanically ventilated patients with tracheostomies. Chest, 105：563-566, 1994（PMID8306764）
9) COVIDIEN．気管切開チューブ シリーズ：
http://www.covidien.co.jp/product_service/respiratory_pdf/aw/tracheostomy-tube(c5).pdf
10) Smulders, K., et al. : A randomized clinical trial of intermittent subglottic secretion drainage in patients receiving mechanical ventilation. Chest, 121：858-862, 2002（PMID11888973）

第2章 教えて！呼吸

2. 酸素療法のいろいろ

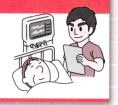

はじめに

ICUでの研修で一番勉強したいことは何か？と研修医の先生に聞くと，けっこう多くの方が「人工呼吸管理」と答えます．確かにICUと手術室以外ではあまり人工呼吸器を使用しないので，ICUでの研修は人工呼吸器を学ぶいい機会になるでしょう．人工呼吸器を使用する目的は2点あります．それは**ガス交換（酸素化，換気）の補助と呼吸仕事量の軽減**です．すなわち人工呼吸管理では酸素療法やガス交換の原理が基礎として存在します．人工呼吸管理に関してはとてもいい教科書が多数出ているのでそちらにお任せして，本項ではその**基本となる酸素療法**を今一度しっかり学んでみましょう．

PaO_2：動脈血の酸素分圧．若年健常者で正常値はほぼ100 Torr．PaO_2 60 Torr（＝ SaO_2 90％）以下で低酸素血症．PaO_2 を知るためには動脈採血が必要となるため，普段はリアルタイムに測定できる SpO_2 で代用する（**図1**参照）．

Conference!

症例プレゼン

研修医A：症例は59歳男性．非喫煙者で既往は特にありません．2週間ほど前から咳，発熱が出現し，1週間前に近医を受診．解熱薬と抗菌薬を処方されましたが，改善せず症状悪化．全身倦怠感も出現し，2日前より仕事も休んでいます．本日，近医を再受診したところ，SpO_2 86％および胸部X線像で異常陰影が指摘され当センターを救急車で緊急受診されました．胸部聴診上，吸気時のfine cracklesを認めます．SpO_2 が88％と低いため**マスクで酸素投与を開始**しました．臨床上，および胸部CT像で特発性器質化肺炎が疑われ，ステロイドの投与を検討しています．

1 低酸素血症と組織低酸素症

チーフ早川：「マスク」って言ったけど，何のマスクを使ってどれくらい酸素を流したの？

研修医A：マスクは普通のマスクです．酸素は何リットルだったっけなあ…？

チーフ早川：普通のマスク？ところで根本的な質問だけど，みんな患者さんに対して鼻カニュラや，いわゆる普通のマスク（シンプルマスク）を使って酸素投与を行うよね．どうして？何のために？せっかくだからこの機会にしっかりと勉強しておこう．**酸素療法はどんな治療のなかでも基本中の基本**だからね．

研修医A：確かにそういわれると，救急車で搬送されてくる重症患者さんはすでに酸素マスクがついて酸素投与されているので，あまり深く考えたことがないですね．

研修医B：酸素投与するのは，当たり前．低酸素血症に対してですよね．

チーフ早川：みんな PaO_2 が低い患者さんに反射的に酸素投与を行うよね．でも低酸素血症って何だったか覚えている？

研修医C：確か動脈血液ガス分析で PaO_2 が 60 Torr 以下のときは低酸素血症と定義しますよね．その場合は酸素投与が必要です．

チーフ早川：そうだね．じゃあ「**低酸素血症**」と「**組織低酸素症**」って違うんだけど，どっちがダメだと思う？

研修医A：うーん，組織低酸素症ですか…？

チーフ早川：その通り．だって酸素を必要としているのは脳とか心臓とかいった臓器の組織だものね．

研修医A：そうですね．酸素投与を行うのも，別に PaO_2 を正常値にしたいわけじゃなくて，必要としている組織に酸素を供給するのが目的ですからね．

チーフ早川：うん．治療の目的は**組織の酸素化**であって，PaO_2 の是正ではないよね．確かに**低酸素血症は組織低酸素症の原因になるからダメなんだけど，あくまでも原因の1つに過ぎない．PaO_2 の是正ばかりに目をとられてしまうと，本当の組織低酸素症の原因を見逃してしまう**よ．

研修医B：たしかにそれはまずいですね．組織低酸素症の原因にはほかに何が

ありますか？

チーフ早川：貧血や低心拍出量，組織中毒，酸素消費量亢進なんかが原因になるよ．あの有名な**酸素供給量**（DO2：oxygen delivery）の式を思い出してみよう．

Point

■「呼吸不全」の定義

呼吸不全に関して厳密な定義は存在しない．一般的な教科書には下記の定義がよく使用されている．

Ⅰ型呼吸不全　PaO_2 が 60 Torr 以下かつ $PaCO_2$ が 45 Torr 未満
Ⅱ型呼吸不全　PaO_2 が 60 Torr 以下かつ $PaCO_2$ が 45 Torr 以上

Ⅰ型は酸素化障害，Ⅱ型は換気障害による呼吸不全を表している．この分類はいろいろな教科書や試験にもなぜか出てくる．

■「低酸素血症」の定義

低酸素血症とは動脈血の酸素不足のこと．PaO_2 が 60 Torr 以下，もしくは SpO_2（または SaO_2）が 90％未満のとき低酸素血症と考える．PaO_2 の低下は SaO_2 の低下につながり，さらには組織低酸素症の原因になる（**図1**を参照．ただしあくまでも低酸素血症は組織低酸素症の一因に過ぎないという認識が大事）．**低酸素血症の原因は，①肺胞低換気，②拡散障害，**

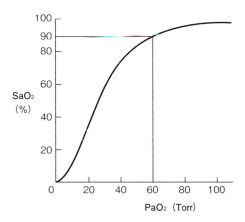

図1　PaO_2 と SaO_2 の関係（酸素解離曲線）

③ 換気血流不均等，④ シャントの4つである．実際の患者ではAaDO$_2$（肺胞気・動脈血酸素分圧較差）は開大していることが多く，上記の4つとも同時に関与していることもめずらしくない．そもそも上記4つの概念**自体オーバーラップしている部分がある**．詳細は研修医のうちに一度教科書を読んでもらえればよい．

■「組織低酸素症」の定義

　組織の酸素不足のこと．特に中枢神経や心筋の組織が障害を受けやすい．原因は**低酸素血症**，**貧血**，**低心拍出量**や，ほかにも**組織中毒**（例えばシアン化物中毒などでは，酸素が組織に十分運ばれても，それを利用することができない），**酸素消費量亢進**があげられる．

■「酸素供給量（DO$_2$）」の公式

　DO$_2$の公式を記載する．決して難しいものではないので，アレルギーを起こさないでいただきたい．
・酸素供給量（DO$_2$）は，
　$DO_2 = CaO_2 \times CO$ …①
・動脈血酸素含量（CaO$_2$）は，
　$CaO_2 = 1.34 \times Hb \times SaO_2 + 0.003 \times PaO_2$
　（PaO$_2$は0.003の係数がかかるから無視して）
　$CaO_2 ≒ 1.34 \times Hb \times SaO_2$ …②

（②を①に代入すると）

$$DO_2 = 1.34 \times Hb \times SaO_2 \times CO$$

　この式だけは覚える．すなわち**組織に対する酸素の供給量はヘモグロビン濃度（Hb），動脈血酸素飽和度（SaO$_2$），心拍出量（CO）によって決定される**．すなわちいくらSaO$_2$が100％であっても，貧血や低心拍出があると十分な酸素は供給されない（後述）．

DO$_2$：酸素供給量．1分間あたりに体の毛細血管（組織）に到達する酸素
　　　の量（mL）．正常値は約1,000 mL/分．
CaO$_2$：動脈血酸素含量．動脈血中の酸素濃度．

CO：心拍出量．1分間あたりに心臓が拍出する血液の量．正常値は4〜8 L/分．

SaO₂：動脈血酸素飽和度．動脈血中の酸素がヘモグロビンと結合（飽和）している割合．SpO₂はパルスオキシメーターを使って得られたSaO₂の近似値である．

PaO₂：動脈血酸素分圧．

2 酸素化の評価

研修医A：PaO₂やSpO₂が低下しているときに酸素投与を行いますが，それだけではダメということですね．

チーフ早川：うん，酸素投与はするけど，大事なのは「**酸素化の評価はPaO₂やSpO₂だけではできない**」ということ．図2を見てほしい．Hbが15 g/dLでSpO₂が100％と正常な人のDO₂は1,007 mL/分くらいあるよね．ほかの値は一緒で，SpO₂が75％に下がってしまったらどうなるだろう？

研修医A：SpO₂ 75％ってヤバいですよね．ボクなら相当焦ります．

研修医B：たしかに焦りますね．えーと，DO₂の値は754 mL/分…．あれ？それほど低下してないですね．

チーフ早川：それではSpO₂が100％でも，貧血でHbが7g/dLまで低下してしまった人では？

研修医C：DO₂は470 mL/分…．これは酸素供給量としては不十分ですね．SpO₂が100％だから安心してしまいますが，これでは十分な酸素が組織に供給できない可能性がありますね．

チーフ早川：そうなんだよ．気づいてほしいのはそこ．Hbの方が酸素供給には強く関与しているということ．私たち臨床医はつねづね，酸素化の評価としてSpO₂やPaO₂に頼りがちだけ

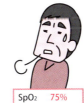
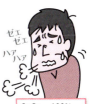

SpO₂	75%
Hb	15 g/dL
↓	
DO₂	754 mL/分

SpO₂	100%
Hb	7 g/dL
↓	
DO₂	470 mL/分

れども，あてにならないこともあるんだ．もう一度言うけど「**酸素化の評価はPaO2やSpO2のみではできない**」ということを覚えておいて．

Point

■ SpO2，HbとDO2の関係

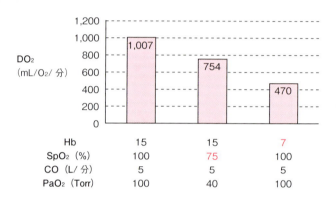

図2　SpO2が低下したときとHbが低下したときのDO2のグラフ
（実際に計算してみてください）

文献1を参考に作成．

通常，貧血の患者に対しては「輸血」を行う．貧血の患者に「酸素投与のみ」の対応を行う人はいないはずだ．きわめて当たり前すぎることであるが，そのきわめて当たり前のことは上記の事実に基づいていることはご理解いただけただろうか．

3 酸素吸入の方法

チーフ早川：さて，いよいよ酸素療法の具体的な方法について学んでみよう．もちろんみたことはあると思うけど，酸素の投与方法には何がある？

研修医C：鼻カニュラ，シンプルマスク，リザーバー付きマスクなんかが代表的ですね（**表1**）．

チーフ早川：すばらしい．それぞれO2流量でFiO2（吸入酸素濃度）が決まるこ

とは知っているよね．

研修医A：はい，知っています．

チーフ早川：例えば，鼻カニュラだったらどうだったっけ？

研修医A：鼻カニュラだと酸素1 L/分でFiO₂は24％，2 L/分で28％，3 L/分で32％と4％ずつ上がっていきます．

チーフ早川：そうだね．これには上限があって，5 L/分・40％あたりが限界でそれ以上高流量にしても構造上，酸素濃度を上げることはできないんだよね．だから鼻カニュラは低流量システムとも呼ばれているんだ．使ってみるとわかると思うけど，酸素4 L/分くらいでけっこう鼻腔が乾燥して痛いから，実際はこれくらいが鼻カニュラの限界だと考えているよ．これ以上必要なときは？

研修医B：シンプルマスクを使います．

チーフ早川：そう．**5 L/分より多くの酸素が必要な場合はシンプルマスクを使用するんだね．逆にそれより少ないO₂流量で使用してしまうと呼気のCO₂を再呼吸してしまって，苦しくなってしまうよ．すなわち適切なマスクに適切なO₂流量を選択することがとても重要**だからね．

研修医A：以前，シンプルマスクなのに3 L/分で流しているのを見かけたことがあります．

チーフ早川：そうなんだよ．きわめて基本的でどの教科書にも書いてあるんだけど，意外と守られていないことがあるんだ．注意するようにね．

指導医からのアドバイス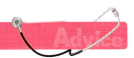

※ 実際のFiO₂は「O₂流量」および「患者の呼吸状態（頻呼吸など）」により変化する．また場合によっては呼気CO₂の再呼吸が起こっていることがあり，このような場合は後述する**高流量システム**（ベンチュリーマスク，ネーザルハイフローシステムなど）を用いる必要がある．

※ 酸素を必要としている時点ですでに何らかの異常な状態である．「SpO₂が低下した→シンプルマスクで酸素投与開始→SpO₂が100％になった」これで満足してはいけない．これだけなら小学生でもロボットでも誰でもできる．私たち医師の仕事は酸素を投与することではなく，「**この患者はなぜSpO₂が低下して酸素を必要としているのか？**」を考えることである．考

えて，考え抜いて，わからなくとも答えを出す努力を惜しまないことが大切である．
※必要ならばためらわずに人工呼吸管理に移行する勇気も必要である．人工呼吸管理のタイミングを逸すると患者は最悪の状態に陥ってしまう．

表1　主な酸素投与方法とその特徴

	鼻カニュラ		シンプルマスク		リザーバー付きマスク	
イラスト						
メリット	・圧迫感がなくて楽． ・食事や口腔ケアの際も邪魔にならない．		・口呼吸でも大丈夫であり，鼻は乾燥しにくい． ・一般的で使いやすい．		・高濃度酸素投与を行える．	
デメリット	・とにかく鼻が乾燥する．痛いくらい． ・低濃度酸素しか投与できない．		・O_2流量が少ない場合や頻呼吸の場合は，呼気CO_2を再呼吸してしまう． ・圧迫感があるようで，気づくと患者がマスクを外していることがよくある．		・実際はこのマスクでしか出せないFiO_2を必要とするくらいであれば，人工呼吸器を導入するであろう．そう考えると，一時的な時間稼ぎかプレホスピタルなどと用途は限定的かもしれない．	
O_2流量とFiO_2	O_2流量(L/分)	FiO_2(%)	O_2流量(L/分)	FiO_2(%)	O_2流量(L/分)	FiO_2(%)
	1 2 3 4 5 (6)	24 28 32 36 40 (44)	5〜6 6〜7 7〜8	40 50 60	6 7 8 9 10	60 70 80 90 90〜

文献2を参考に作成．

4 高流量システム

研修医A：患者さんが頻呼吸のときはベンチュリーマスクを使用した方がいいというのはどういう理由でしょう？

チーフ早川：計算してみればわかるけど，**健常成人の吸気の流速ってだいたい30 L/分なんだ．鼻カニュラやシンプルマスクでは3 L/分とか6 L/分**とか酸素をちょびちょび流しているくらいだから実際はまわりの空気を一緒に吸っているんだけど，患者さんが頻呼吸になるとこの吸気流速がもっと上がってしまうのでベンチュリーマスクみたいな高流量システムが必要ということだよ．

Point

■ベルヌーイの定理
- 空気や水などの流体は，細い部分で圧力が下がり，流速は上がるという性質がある（図3）．

■ベンチュリー効果
- 流体の流れをしぼると，流速が増加し，周囲が低圧になるしくみ．

■ベンチュリーマスク（図4）
- ベンチュリー効果を使用したマスク．酸素をしぼって，その酸素の流れを速くすると，周囲が低圧になり，側孔からまわりの空気が取り込まれて混ざり合い，設定された濃度になる（図5）．高流量の酸素と周囲空気が流れるため，患者の呼吸状態に左右されにくく，安定した酸素供給が可能である．

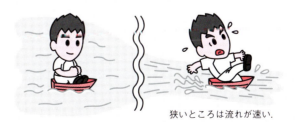

狭いところは流れが速い．

図3　ベルヌーイの法則

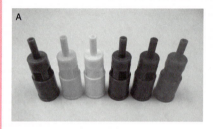 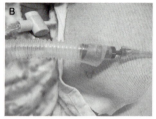

図4 ベンチュリーマスク（巻頭カラーアトラス 5 参照）
A）適正流量と得られる酸素濃度がコマ上部に記載されている．左から青：2 L 24 %，黄：3 L 28 %，白：4 L 31 %，緑：6 L 35 %，赤：8 L 40 %，橙：12 L 50 %．
B）これは禁忌!! コマの側孔（酸素流入孔）をテープで塞いでしまっている．

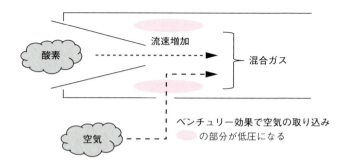

図5 ベンチュリー効果による酸素投与のしくみ

- **コマの色によりO_2流量とFiO_2が決まっている．これ以外の流量で用いない**．FiO_2を上昇させようとしているためか，稀にコマの側孔をテープで塞ぐ人がみられるが，これはCO_2の再吸入を起こし，逆に呼吸苦をきたすため禁忌である（純酸素が流れるため，SpO_2は一過性に上昇するかもしれないが，すぐに破綻する）．

■インスピロンネブライザー®用のトータル流量早見表（表2）
- 表の縦軸はFiO_2，横軸は流すO_2流量である．表の中はそれらから得られる口元のトータルの酸素空気混合ガスの流量である．成人の吸気速度は30 L/分であるため，トータルの酸素空気混合ガスの流量がそれよりも多くなっていなければならない（赤い部分）．

表2 インスピロンネブライザー® 用のトータル流量早見表

FiO₂ (%)	O₂流量（L/分）											
	3	4	5	6	7	8	9	10	11	12	13	14	15
24	79	105	132	158	184	211	237	263	290	316	342	369	395
28	34	45	56	68	79	90	102	113	124	135	147	158	169
31	24	32	40	47	55	63	71	79	87	95	103	111	119
35	17	23	28	34	40	45	51	56	62	68	73	79	85
40	12	17	21	25	29	33	37	42	46	50	54	58	62
45	10	13	16	20	23	26	30	33	36	40	43	46	49
50	8	11	14	16	19	22	25	27	30	33	35	38	41
60	6	8	10	12	14	16	18	20	22	24	26	28	30

成人の吸気速度は 30 L/分.
したがって FiO₂ を 35％にするときは O₂流量は 6 L/分以上に,
　　　　　FiO₂ を 40％にするときは O₂流量は 8 L/分以上にする.
これ以下だと CO_2 の再吸入が起こってしまい，呼吸苦の原因になる.
文献 3，4 を参考に作成.

5 nasal highflow system（ネーザルハイフローシステム）

研修医B：ベンチュリーシステムでも O_2 流量を設定して，それによって FiO_2 が決定されるのがわかりました．

研修医C：あれ，でもコマの FiO_2 は 12 L 50％が最大みたいですし，インスピロン® のベンチュリーマスクも FiO_2 50％ぐらいが最大みたいですね．

研修医A：それ以上の酸素を必要とする場合はどうするんですか？

研修医B：気管挿管して，人工呼吸管理じゃない？

チーフ早川：そうだね．人工呼吸管理が必要と考えた方がいいね．でも最近は「nasal high flow system（ネーザルハイフローシステム）」というのが出てきたから紹介するね．

研修医C：ネーザルって鼻からですか？

チーフ早川：そうだよ．ベンチュリーマスクのような高流量システムは，患者の呼吸パターンによって FiO_2 が変化してしまうという鼻カニュラやシンプルマスクのデメリットを克服したものだよね．でも高流量シ

ステムでもFiO_2は50％程度が限界とされているんだ．この高流量システムのデメリットをさらに克服したものがネーザルハイフローだよ．

研修医A：じゃあ高流量システムの安定した状態でFiO_2が50％以上に設定できるんですね．

チーフ早川：その通り．FiO_2は原理的には100％まで供給が可能です．

研修医B：すごいですね．

チーフ早川：ほかにも，解剖学的死腔を高流量で洗い流すことでCO_2を除去して呼吸仕事量を低減させたり，気道にPEEP（positive end-expiratory pressure：呼気終末陽圧）のような陽圧を加えることができるかもしれないとされているんだ．面白いよね．

研修医C：じゃあこれにより侵襲性の高い人工呼吸管理の頻度が減らせるかもしれないですね．

チーフ早川：そうだね．今後使用の幅は広がってくるかもね．でもNPPV（non-invasive positive pressure ventilation：非侵襲的陽圧換気）と同じで，数時間様子をみて呼吸状態や酸素化が改善しないときは，人工呼吸管理に移行することが原則だからね．

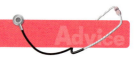

指導医からのアドバイス

■ネーザルハイフローシステム[5]

いくつかの商品が出ているが，本邦ではFisher & Paykel Healthcare株式会社のF&P 850™System（図6）が有名．

・FiO_2は21～100％まで設定可能で流量の設定は最大60 L/分．
・ネーザルなので，食事や口腔ケアなどのメリットはそのまま．普通だったら30 L/分も鼻から流せば乾燥で痛くて耐えられないが，これは加湿機能を高めたことでこのような高流量を可能にした．
・解剖学的死腔を洗い流すことで呼吸仕事量軽減作用が得られる．
・気道陽圧（PEEPのようなもの）を得ることができる．

救急や集中治療領域も含めた各領域で，酸素化の改善や患者快適度の改善などが報告されている[6)〜8)]．今後の使用報告に期待がもたれるツールである．

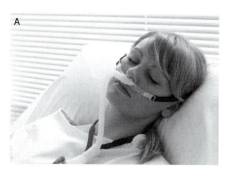
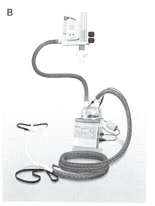

図6　F&P 850™System（巻頭カラーアトラス❻参照）
画像提供：Fisher & Paykel Healthcare 株式会社．

6 酸素の毒性

研修医A：酸素療法について一通り学べましたけど，逆に酸素療法の悪い点というか合併症みたいなものはあるんですか？

研修医B：COPDがある患者さんはナルコーシスに陥ってしまうので，高濃度酸素は禁忌っていうのは有名ですよね．

チーフ早川：そうだね．ICUでの高濃度酸素の重要な合併症として「**吸収性無気肺（absorption atelectasis）**」というのがあるから覚えておいてね．

研修医C：無気肺ですか？

チーフ早川：そう．普通空気中には酸素と窒素があるでしょ．窒素は肺胞からほぼ吸収されないんだけど，**酸素は肺胞でよく吸収される**んだ．通常の空気を吸っているときは，酸素が吸収されても窒素があるから肺胞はつぶれないんだけど，高濃度酸素（$FiO_2 \geq 0.5$）を吸っているときは…．

研修医A：高濃度酸素を吸うと肺胞の中では窒素の割合が減って，かわりに酸素の割合が増えますね（肺胞酸素分圧 PaO_2 が高くなるということ）

研修医B：わかりました．この酸素が吸収されてしまうと，窒素がないから肺胞がつぶれてしまうんですね．

チーフ早川 : そう．それで無気肺になってしまうんだ．この**高濃度酸素吸入→肺胞で酸素が吸収→肺胞が虚脱→無気肺になる**という現象を吸気性無気肺といって，高濃度酸素を吸っている合併症としては覚えておいた方がいいよ．

研修医A : そうですね．

チーフ早川 : それ以外にも酸素は気道粘膜の線毛運動を障害したり，肺実質にも障害を起こすなんてことが指摘されているよ．だから教科書的には**100％酸素は24時間以内，50％酸素も5日以内にとどめるべき**と記載されているからね[9]．

研修医B : はーい，わかりました．

おわりに

「人間生きるためには愛よりも酸素が必要だ」という有名な言葉があります．その是非はおいておき，本項では呼吸管理のなかでも基本中の基本となる酸素療法に関して学んでみました．酸素自体は決して無害なものではありませんが（高濃度酸素の毒性も指摘されているため），一方で酸素ほど素早く患者の酸素化を改善させる薬はほかには存在しません．皆さんもうまく酸素を使えるようになり，そして人工呼吸管理の勉強へとステップアップしていってください．

文献

1) Marino's The ICU Book 4th Ed.（Marino, P. L.），p.175, Lippincott Williams & Wilkins, 2013
2) COVIDIEN 酸素療法：
   http://www.covidien.co.jp/medical/academia/respiratory/oxygen
3) 「酸素療法ガイドライン」（日本呼吸器学会，日本呼吸管理学会/編），メディカルレビュー社，2006
4) 宮本顕二 ほか：吸入酸素濃度調節機能のない簡易酸素マスクにおける酸素流量と吸入酸素濃度の関係．日本呼吸管理学会雑誌，15：264-269, 2005
5) Fisher&Paykel Healthcare. Therapy & Overview.：
   http://www.fphcare.co.nz/respiratory/adult-and-pediatric-care/optiflow/
6) Lenglet, H., et al.：Humidified high flow nasal oxygen during respiratory failure in the emergency department：feasibility and efficacy. Respir Care, 57：1873-1878, 2012（PMID22417844）
7) Parke, R. L., et al.：The effects of flow on airway pressure during nasal high-

flow oxygen therapy. Respir Care, 56：1151-1155, 2011（PMID21496369）
8) Sztrymf, B., et al.：Impact of high-flow nasal cannula oxygen therapy on intensive care unit patients with acute respiratory failure：a prospective observational study. J Crit Care, 27 ： 324. e9-324. e13, 2012（PMID21958974）
9) Heuer, A. J. & Scanlan, C. L.：Egan's Fundamentals of Respiratory Care. Medical gas therapy. 9th Ed（Wilkins, R. L., et al., eds）pp868-892, Mosby, 2009

column 酸素ボンベの残量

　以前，研修医の先生と一緒に患者さんの検査出しに行き，検査室の前で少し待っていたときにふとこう聞かれました．「この酸素ボンベあと何分ぐらいもちますかね？」ちなみにこの患者さんはリザーバー付きマスクで10 L/分で酸素を流していました．
　簡単に計算できるので覚えておきましょう．

　酸素ボンベの容量は一般的に500 L，1,500 L，7,000 Lなどがありますが，院内の搬送時にストレッチャーと一緒に持っていくものは「500 L（内容積は3.4 L）」が普通．
　酸素の充填圧は14.7 MPa（35℃）です．
　ボンベの目盛りを見てみましょう．単位は「MPa」ですね．
　例えばボンベの目盛りが5.0 MPaを指し示していたとします．

　酸素Fullの状態で500 Lで14.7 MPa．それでは目盛り5.0 MPaではボンベ内に何L残っているか簡単な算数でわかりますね．
　500 × 5.0/14.7 ≒ 170 L
　本例では10 L/分で酸素を流しているので，結論としては「あと17分もちます」というのが正解です．
　ただし，これは35℃環境での話であり，院内の室温はもっと低いので実際はそんなにもちません（通常の室温では70％ぐらいになるので，だいたい12分ぐらいになる計算）．いきなり酸素がなくなってしまったら危険ですので，**安全域をもって酸素ボンベは早めに交換してください．**

第2章 教えて！呼吸

3. 重症呼吸不全のVV-ECMO管理

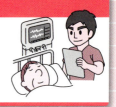

はじめに

　現在，ARDS（acute respiratory distress syndrome：急性呼吸促迫症候群）などをはじめとした重症呼吸不全に対してさまざまな試みがなされていますが，一定の効果をあげているものからそうでないものまであります．従来の人工呼吸管理法では対応できない重症例に対する新しい治療としてECMO（extra corporeal membrane oxygenation）が注目されています．当センターの研修医もはじめて見るECMOの装置に戸惑いながらも，興味をもって学ぼうとしています．ECMOは高度な管理力を必要とするため，決して簡単ではありませんが，実践的な管理方法を紹介しますので，その一歩を踏み出してもらえたらと思います．

Point

■ 用語の確認（表1）

　ECMOは「体外式膜型人工肺（による酸素化）」と直訳されることが多い．ECMOの業界団体であるELSOでは「可逆的な心不全や呼吸不全患

表1　ECMOにかかわる用語の一覧

略語	用語	解説
VAB	veno-arterial bypass	動脈－静脈バイパス
VVB	veno-venous bypass	静脈－静脈バイパス
VV-ECMO	veno-venous extracorporeal membrane oxygenation	「respiratory ECMO」「ECLA（extracorporeal lung assist）」とほぼ同義．呼吸補助目的
VA-ECMO	veno-arterial extracorporeal membrane oxygenation	従来は「PCPS（percutaneous cardiopulmonary support）」と呼ばれてきた．これらのいわゆる体外循環装置を使用した心肺停止患者に対する蘇生処置を「ECPR（extracorporeal cardiopulmonary resuscitation）」と呼ぶ

LFPPV-ECCO2R	low frequency positive pressure ventilation with extracorporeal CO2 removal	もうここまで来るとアルファベット長過ぎの感がある．酸素化は人工呼吸器補助下の生体肺で行い，二酸化炭素除去は体外循環装置を用いた人工肺で行うシステム
ELSO	Extracorporeal Life Support Organization	通称「エルソ」．ECMOの業界団体
ECLS	extracorporeal life support	ELSOでは上記のECMOやECCO2Rなどのすべてを含めた概念として扱っている．しかし一部の団体ではVA-ECMOのことをECLSと定義しており[2]，用語に混乱がみられる

※ECLA，ECLS，ECPRなど似たような言葉が多いため正確に覚えておかないと混乱する．

者に対する一時的な生命維持を目的とした心肺バイパス回路の使用」と定義しており，これらECMOやECCO2Rなどすべてを含めて「ECLS (extracorporeal life support)」と記載している[1]．

　本邦では呼吸補助目的の静脈静脈アクセスの場合VV-ECMOと呼び，循環補助目的の動静脈アクセスの場合「PCPS」と呼んできた流れがあるが，近年は海外と呼称を統一するためにも後者はVA-ECMOとも呼ばれる．

Conference!

症例プレゼン

研修医A：症例は78歳男性．咳嗽と発熱を主訴に来院し，細菌性肺炎の診断で入院．抗菌薬投与で加療を開始しましたが，症状が増悪し，酸素化も悪化しました．初日の胸部CTを供覧いたします（**図1A**）．背側優位にびまん性にすりガラス影（ [ ] ）と一部コンソリデーション（ O ）を認めます．気管挿管を実施しましたが，PaO2/FiO2比は79と低値でARDSの診断に至っています．さらに酸素化の悪化を認めたため，第3病日に右内頸静脈─右大腿静脈でVV-ECMOを開始しました．**図1B**が第7病日の

胸部CTです．上大静脈内にカニューレが挿入されています（○）．エアブロンコグラムを伴うコンソリデーション（】）と胸水の増加（○）が認められます．

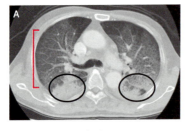
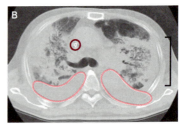

初日 　　　　　　第7病日

図1　症例：胸部単純CT

1　ECMOの種類

研修医B：いきなり質問で申し訳ないんですが，ECMOっていったい何ですか？

チーフ早川：それじゃあ，PCPSならみたことある？

研修医B：あります．目撃者ありの心肺停止症例，たしか波形は心室細動（Vf）だったかな…？ に対して循環の補助に使用しました．緊急でカニュレーションして，ポンプで静脈から動脈に血液を送っていました．しかも途中にある膜で酸素化をして．

研修医C：肺と心臓の機能を代用しているようなものですね．いわゆる人工心肺装置ってやつ．

チーフ早川：そうだね．PCPSは静脈（vein）から動脈（artery）に血液を送るので，別名「VA-ECMO」というんだ．なぜか日本では以前から「PCPS」と呼ばれていたけど，その用語は国際的には使われないよ．そして今回の症例で出てくるのはVV-ECMO（図2）だね．

研修医B：静脈から静脈にポンプで血液を送るんですね．でもそれって意味あるんですか？ あるところから血液をとって同じところに戻すなんて．

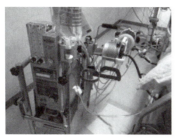

図2　VV-ECMO
　　（巻頭カラーアトラス7参照）

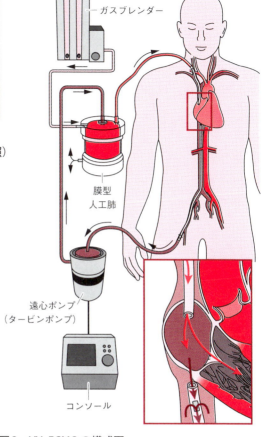

図3　VV-ECMOの模式図
下大静脈で脱血し（→），ポンプ→人工肺を介して，右房に返血（送血）される（→）．
文献3より引用．

チーフ早川：正確には「下大静脈」で脱血して，途中の膜型人工肺で血液を酸素化，それを「右房」に返血（送血）するよ（図3）．呼吸を補助してあげる目的で行うんだ（脱血送血パターンはほかにもあり，右房脱血─下大静脈送血やそれ以外もいろいろある）．

研修医B：わかりました．じゃあ循環と呼吸を補助するときは「VA-ECMO（PCPS）」，呼吸のみの補助のときは「VV-ECMO」という認識でいいですね．

チーフ早川：うん．それでいいです．
研修医B：このVV-ECMOはどういう患者さんに導入するんですか？
チーフ早川：先生は呼吸不全の患者さん，呼吸が苦しいという患者さんにはまず何をする？
研修医B：酸素投与をします．
チーフ早川：そうだね．酸素療法をするよね．それでも耐えられなかったら？
研修医B：人工呼吸療法を行います．
チーフ早川：うんうん．NPPV（noninvasive positive pressure ventilation：非侵襲的陽圧換気）か気管挿管するかは別として人工呼吸管理を行うよね．そしてそれでもダメだったら？
研修医B：もう限界です．厳しい．
チーフ早川：確かに厳しいけど，まだ限界じゃない．ここにVV-ECMOが出てくるわけだよ．極端な言い方だけど，肺が真っ白で機能していなくても，VV-ECMOがあれば呼吸できてしまうわけだ．
研修医B：すごいですね．どんな症例に行われるんですか？
チーフ早川：一番はやっぱりARDSだよね．でも間質性肺炎の急性増悪や重症喘息にも使用されるし，どんどん幅は広がってきていて外傷後の呼吸不全にも使用がなされているよ．もうちょっと学術的な話をすると，ECMOに関してはExtracorporeal Life Support Organization（ELSO）という専門的な団体があってそこが導入基準を出しているので，興味がある人は調べてみてください（http://www.elsonet.org/index.php）．あっ，でも自分で言っといて悪いんだけど，ちょっとこの導入基準わかりづらいから，個人的にはBrodieという人が2011年にThe New England Journal of MedicineにECMOの適応に関するレビューを書いていて，こっちの方がわかりやすいからお勧めです．

Point

■ Brodieらによる成人ARDS患者に対するECMOの適応[3]

① 適応
- 重症低酸素血症（例：可逆性呼吸不全患者に少なくとも6時間以上15〜20 cmH$_2$OのPEEP（positive end-expiratory pressure：呼気終末

陽圧）をかけているにもかかわらずPaO₂/FiO₂比＜80）
- 非代償性の高二酸化炭素血症（適切な人工呼吸管理を行ってもpH＜7.15とアシデミアを伴う）
- プラトー圧高値（適切な人工呼吸管理を行ってもプラトー圧が35〜45 cmH₂O）

② **相対的禁忌**
- 7日以上プラトー圧＞30 cmH₂Oの場合
- 7日以上FiO₂＞0.8の場合
- 血管アクセスに制限がある場合
- 重度の不可逆性脳傷害や治療不能な悪性腫瘍など，ECMOを施行しても利益が得られないような状態や臓器障害がある場合

③ **絶対禁忌**
- 抗凝固薬を使用できない状態

2 ECMOの文献

研修医A：ECMOって最近はとても注目されているようですね．

チーフ早川：そうだね．でも実はECMOは1970年頃からすでにあるんだ．**最初の症例報告は1972年にHillらが行ったもの**（表2参照）．それでZapolらが有効性を確かめるために続けてRCTを行ったんだけど，結果はよくなかったんだ．

研修医A：残念．なんででしょう？

チーフ早川：やっぱり経験値不足の感はあるね．ロールプレイングゲームでいきなりラスボスに行っちゃったくらいの．当時はまず，**ECMO導入までの時間が遅くて肺がガチガチになってから**だったし，今のような**肺保護戦略**もなかったし，それに出血や血栓などの合併症がとても多かったようだよ．

研修医A：えー，それじゃあダメですね．

チーフ早川：うん，それで一時期はECMOが廃れてしまったんだけど，一部の人たちは必死に研究して，経験値を積み上げていったんだ．

研修医A：なるほど．地道な研究があったんですね．

チーフ早川：それで出てきたのが2009年のCESAR trialなんだ．このときにはかなりシステムも洗練されてきていて，再度ECMOが注目を浴びるようになった．

研修医B：同時期にH1N1インフルエンザの流行も重なったんですよね．

表2 ECMOに関する論文

報告者，発表年，国	症例数	方法	結果・コメント
Hill 1972年 米国[4]	1例	VA-ECMO	24歳男性，重症ARDS患者にVA-ECMO導入．PaO_2は38→75 Torr，$FiO_2$100%→60%，ピーク圧60→30 cmH_2Oに改善し，75時間後にECMO離脱．初のECMO臨床使用救命報告．
Zapol 1979年 米国[5]	90例	VA-ECMO	呼吸不全患者を対象とした多施設のRCT．退院生存はECMO群で4/42名（9.5%）vs 非導入群で4/43名（8.3%）で統計学的有意差はなし．両群とも生存率がとても低く，ゆえにECMOの有用性は示せなかった．
Gattinoni 1986年 イタリア[6]	43例	$ECCO_2R$	呼吸不全患者を対象とした単施設の後ろ向き研究．ECMOではなく，$ECCO_2R$の導入にて退院生存率が48.8%と有用性を報告した．
Morris 1994年 米国[7]	40例	$ECCO_2R$	呼吸不全患者での$ECCO_2R$の有用性を単施設RCTで検討．30日生存率は導入群33% vs 対照群42%（P＝0.8）で有用性は示せず（むしろ導入群の生存率が悪く，研究は早期中断された）．導入群は気管挿管から8.6±1.2日たっており，導入が遅いとの指摘．
Peek（CESAR） 2009年 英国[8]	180例	VV-ECMO	ECMO業界では最も有名な多施設RCT．18〜65歳の可逆性呼吸不全患者でMurray score＞3.0またはpH 7.20以下の高二酸化炭素血症を対象にVV-ECMO．人工呼吸管理を7日以上の症例は除外．ECMO導入群で6カ月後死亡または重度機能障害の患者が有意に少ない（37% vs 53%，P＝0.03）．しかしECMOの導入が1施設のみで行われており，ECMOセンターでしっかりと管理した方がよい，専門施設の方がよい，ということを示しただけともいわれている．

Davies（ANZICS）2009年 オーストラリア・ニュージーランド[9]	68例	VV-ECMO	H1N1インフルエンザパンデミックにおけるECMO症例後ろ向き報告．平均年齢34.4歳，平均Murray score 3.8，平均ECMO期間10日間，ICU退室率71％，死亡率21％と好成績．これでECMOはぐっと有名に．	
Alain（EOLIA）進行中 フランス[10]	331例予定	VV-ECMO	フランスからの報告は2010年RochらのH1N1インフルエンザ18例を対象としたもの[11]以来． 18歳以上のARDSで人工呼吸管理6日以内の患者を対象としたRCT．VV-ECMO導入群vs非導入群で検討． 2015年1月にデータ集積終了予定．	

チーフ早川：そうなんだよ．このパンデミックでECMOが好成績をおさめたので，各国で再びフィーバーしたんだ．

研修医A：それで最近ECMOが注目されているんですね．

チーフ早川：ただこのCESAR trialでは，ECMO群はすべて1つの施設で管理され，対照群はおのおのの施設で個別に管理されていたという背景もあって，必ずしもECMOの成績がよかったわけではなくて，専門施設の方がよかったということを表しているに過ぎないっていう批判もあるよ．

研修医A：ECMOは英国の専門施設で行われていたんですね．

チーフ早川：このCESAR trialでも搬送中に2人死亡しているし〔改善した（16人），搬送48時間以内に死亡（3人），搬送中死亡（2人），ヘパリンが使えない（1人）との理由で，ECMO群90人のうち22人はECMOを回していないという点も注意が必要〕，搬送はかなり高度な技術が必要だよね．そのようなシステムもないし，ECMOの装置も異なる本邦ではこの結果をそのままあてはめるのはちょっと無理があるよね．

研修医A：そうですか．

チーフ早川：でも，本邦でも研究は日々

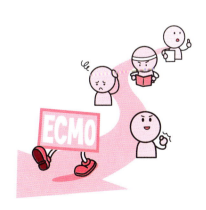

行われているからぜひ注目してみてください．あとはフランスで今行われているEOLIA trialの結果もとても気になるね．

3 ECMOの管理

研修医C：VV-ECMOを管理するうえで重要な点は何ですか？

チーフ早川：個人的な意見として2点あるよ．1つは**ECMO自体は治療ではなく，あくまでも呼吸の補助的なものであるという認識をもち，肺保護戦略を考慮すること**．

研修医B：そうですよね．ECMOは酸素化などを行いますが，それ自体は根本的な治療ではないですもんね．

チーフ早川：そう．だから感染症ならば基本的なドレナージや抗菌薬投与はしっかりと行うし，ARDSならばいわゆる「**lung rest**」の状態に設定して管理すること．

研修医B：lung restって何でしたっけ？

チーフ早川：以前，肺保護戦略（lung protective strategy）[12]として紹介したけど覚えているかな？肺胞の虚脱と過膨張を防ぐ呼吸器設定だよね[13]．

研修医B：そういえば…．

チーフ早川：具体的にはFiO_2は40％以下に，呼吸回数は10回/分程度に，そしてプラトー圧は20〜25 cmH2O以下に設定するんだ．ECMOで酸素化されているから，こんな設定で大丈夫なんだ．

研修医B：この状態で感染症の治療をしたり，volumeが多くて肺水腫のときは除水を行ったりするんですね[14]．

チーフ早川：うん．そして，多くは気管切開術を施行して，鎮静薬を減量・中止していくんだ．

研修医B：意識が覚めても患者さんは苦しくないんですね．

チーフ早川：おおむね問題はないみたいだよ．よくモニター上でSpO_2が80％台を示していることがあり，ついつい心配になってしまうこともあるけど，そんなときは患者さんに呼吸苦を聞いてみればいい．呼吸苦や変な呼吸様式がなかったら，SpO_2 80％でも問題ないことがほと

んどだよ．

研修医C：わかりました．モニター上の数字よりも，患者さんの状態を診ることが大事ですね．もう1点は何ですか？

チーフ早川：**極力，不要な合併症を抑えるという点**だね．ECMOの合併症には人工肺不全や回路内血栓など回路に関連したものと，出血やカテーテル感染など患者に関連したものがあるよ．ECMOは体外循環装置だから基本ヘパリンなどの抗凝固薬を使用しなければならないんだけど，その分当然出血性合併症が増えるから特に注意が必要だよ．

指導医からのアドバイス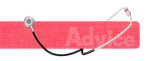

■ECMO関連合併症

　ECMO回路内の血栓を予防する目的で，一般的に未分画ヘパリンが使用される．活性化凝固時間（activated clotting time：ACT）を適宜チェックし，**通常180〜220秒を目標**とする．APTT（activated partial thromboplastin time：活性化部分トロンボプラスチン時間）では基準値の1.5〜2.5倍程度を目標とする．

　抗凝固薬の使用に伴い，出血性合併症が起こるリスクは高くなり，**表3**からもその多さが見てとれる．**実際には手術創部やカテーテル刺入部位のウージング，そして小範囲の紫斑など軽微な合併症が多いが，ときに重大な出血につながることもあり，注意が必要である．**カテーテル刺入部からの出血が止まらず出血性ショックに陥り，圧迫止血・抗凝固薬の中止・輸血などを行うもコントロール不良で外科的処置による血管縫合を必要とする場合すらある．こうなってしまうと大量輸液が必要で，肺保護戦略どころではなくなってしまうため，ECMO本来の利点が活かせず，結果的に失敗に終わってしまう可能性もある．

　ECMO合併症としての感染症，特に菌血症（血液培養陽性）に関しても最大限の注意が必要である．**菌血症の場合はカテーテルを抜去または交換するのが原則であるが，呼吸状態からECMO離脱が困難な場合はそれが不可能なことがある．**もちろん抗菌薬を使用し，カテーテルを交換して，なんとか押さえ込もうと努力はするが，人工物（カニューラ）が入っている以上，なかなか血培の陰性化が難しくなる．以前，ECMO中のMRSA（methicillin-

表3　成人の呼吸不全におけるECMO関連合併症

イベント		割合（%）
ECMO回路関連合併症		
人工肺不全		17.5
血栓	人工肺	12.2
	その他の回路内	17.8
カテーテルに関連した問題		8.4
その他の機械的合併症		7.9
ECMO回路には直接関連のない合併症（主に患者側要因）		
出血	創部出血	19.0
	カテーテル挿入部位出血	17.1
	肺胞出血	8.1
	消化管出血	5.1
	頭蓋内出血	3.8
溶血		6.9
DIC		3.7
培養で確認された感染 （ECMO関連or非関連を含む）		21.3

DIC：disseminated intravascular coagulation（播種性血管内凝固症候群）
文献3より引用．

resistant *Staphylococcus aureus*：メチシリン耐性黄色ブドウ球菌）菌血症の症例では抗菌薬でもカテーテル交換でも陰性化せず，非常に難渋した経験がある．一度菌血症を起こしてしまうとコントロールは非常に困難なため，その予防が重要と考える．カテーテルの定期交換や抗菌薬予防的投与は一般的に行われないが，カテーテルの操作，日常の回路管理を極力清潔に管理することは必須である．また血液は不要な感染を引き起こすため，上記の刺入部出血などは感染リスク的にも危険である．

まとめると，**とにかく出血性合併症を減らす**，そして血栓と感染症にも極力注意を払う管理がECMO成功への秘訣と考えられる．

4　ECMOの離脱

研修医C：患者さんが改善してきたらECMOの離脱ですね．離脱基準のよう

なものはあるんですか？

チーフ早川：はっきりと決まっているものはないよ．いつもは血液ガス検査の所見，肺の画像所見の改善，原疾患の改善などを総合的に見極めて判断しているよ．

研修医C：ケースバイケースということですね．具体的な離脱の方法はどうすればいいですか？

チーフ早川：離脱の際は，送血流量を2 L/分以下にして，かつ供給しているガスを止めて数時間様子をみるんだ．On-Off試験みたいに，いわゆる**「空回し」の状態**でね．それでも酸素化や呼吸状態が落ち着いていれば，実際にECMO離脱という流れになるよ．

研修医B：ECMOは合併症があるので，患者さんにとってはできれば短い時間の方がいいですもんね．毎日評価していくことが大事ですね．

研修医A：人によってはかなり長期間必要になったり，また離脱できない場合もありますよね．

チーフ早川：そうだね．その辺の見極めは導入のときにはなかなか難しいよね．「Murray score」や，最近では「PRESERVE mortality risk score[15]」などいろいろなスコアもあるから参考にはしているけどね．やはり呼吸の状態や画像所見はとても大事だからよく診るようにしてね．

研修医A：ECMOから離脱できない人の画像所見の特徴はあるんですか？

チーフ早川：ARDSってどういう経過をたどるか覚えているかな？

研修医A：えーと，…覚えていません．

チーフ早川：簡単にまとめたから，教科書も使ってよく勉強しておいてね．

研修医A：わかりましたー．

Point

■ARDSの画像経過

① 第1期「**浸出期**」：はじめの7日以内．間質や肺胞への炎症性浮腫により，**画像的には下葉背側優位に，すりガラス影やコンソリデーションを認めることが多い**．小葉間隔壁の肥厚は認められることもあるが，それほど目立たない[16] [17]．

② 第2期「**増殖期**」：壊れた肺を修復しようとして，Ⅱ型肺胞上皮細胞や

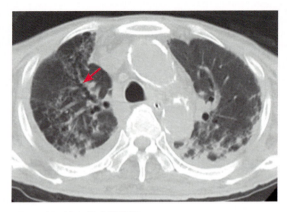

図4 牽引性気管支拡張像
明らかな蜂巣肺ではないが，線維化による牽引性気管支拡張像がみられる（→）．この症例では人工呼吸器からの離脱が困難であった．

線維芽細胞が増殖する．徐々に治まって，回復の方向へ進む．

ここまでは経過として良好であるが…

③第3期「線維化期」：重篤な場合は，間質の線維化が強く進み，不可逆性の肺障害に至る．わかりやすい画像所見としては「**牽引性気管支拡張像**」が特徴的である（**図4**）．

コンソリデーションが減少し，すりガラス影は残存する．また腹側にも線維化がみられたり，**蜂巣肺化**したりする．

こうなるとECMOを継続して回していてもあまり改善は認められず，良好な予後は得られないことが多い．ECMO治療からの撤退も考慮しなければならない．

少し専門的になるが，Ichikadoらの報告は非常に興味深く，示唆に富むため興味のある人はぜひ読んでいただきたい[18]．

44人のARDS患者について，7日目（浸出期～増殖期あたり）でのHRCTと予後の関係を調査した．すりガラス影，コンソリデーション，牽引性気管支拡張像，蜂巣肺化などの計6項目を部分ごとにスコアリングし，thin-section CTスコアとした．**このCTスコアが死亡率や人工呼吸離脱などの予後に関連していることを報告した**．

研修医B：今回，ECMOのことが少しわかったように思えます．

チーフ早川：それはよかった．だけどECMOに関してはもっといろいろなことがいっぱいあって全部話したら1冊の本になってしまうよ．**ECMOはあくまでも機械だから，管理がすべてだよ**．そのなかでも患者さんの呼吸状態を観察するのはとても大事．あともう1つ大事なのは？

研修医A：「不要な合併症を起こさない」ことです．

チーフ早川：そうだね．医療全般に言えることだけど，とても重要だからね．

おわりに

VV-ECMOは従来の人工呼吸管理で対応できない可逆性の重症呼吸不全にとても有用なツールです．しかしその管理は非常に高度で，まさにICUのチーム力を必要とします．本邦では海外に比べてまだまだECMOの成績が低い現状がありますが，それは機器の違い以外にも，管理する私たちの経験不足が指摘されます．**HemmilaらはECMOで安定した治療成績が得られるまで，30〜45例／年で4〜5年の経験は必要と報告しています**[19]．まだまだ発展途上ではありますが，今私たちはラーニングカーブの右肩上がりの場所にいますので，今後もしっかりと学んでいくことが重要です．

文献

1) ECMO：Extracorporeal Cardiopulmonary Support in Critical Care 4th Edition. (Annich, G., et al., eds.), Extracorporeal Life Support Organization, 2012
2) Beckmann, A., et al.：Position article for the use of extracorporeal life support in adult patients. Eur J Cardiothorac Surg, 40：676-680, 2011（PMID21683610）
3) Brodie, D. & Bacchetta, M.：Extracorporeal membrane oxygenation for ARDS in adults. N Engl J Med, 365：1905-1914, 2011（PMID22087681）
4) Hill, J. D., et al.：Prolonged extracorporeal oxygenation for acute post-traumatic respiratory failure (shock-lung syndrome). Use of the Bramson membrane lung. N Engl J Med, 286：629-634, 1972（PMID5060491）
5) Zapol, W. M., et al.：Extracorporeal membrane oxygenation in severe acute respiratory failure. A randomized prospective study. JAMA, 242：2193-2196, 1979（PMID490805）
6) Gattinoni, L., et al.：Low-frequency positive-pressure ventilation with extracorporeal CO_2 removal in severe acute respiratory failure. JAMA, 256：881-886, 1986（PMID3090285）

7) Morris, A. H., et al. : Randomized clinical trial of pressure-controlled inverse ratio ventilation and extracorporeal CO_2 removal for adult respiratory distress syndrome. Am J Respir Crit Care Med, 49 : 295-305, 1994（PMID8306022）
8) Peek, G. J., et al. : Efficacy and economic assessment of conventional ventilatory support versus extracorporeal membrane oxygenation for severe adult respiratory failure (CESAR) : a multicentre randomised controlled trial. Lancet, 374 : 1351-1363, 2009（PMID19762075）
9) Davies, A., et al. : Extracorporeal Membrane Oxygenation for 2009 Influenza A (H1N1) Acute Respiratory Distress Syndrome. JAMA, 302 : 1888-1895, 2009（PMID19822628）
10) Alain, C. : Extracorporeal Membrane Oxygenation for Severe Acute Respiratory Distress Syndrome (EOLIA). NCT01470703
11) Roch, A., et al. : Extracorporeal membrane oxygenation for severe influenza A (H1N1) acute respiratory distress syndrome : a prospective observational comparative study. Intensive Care Med, 36 : 1899-1905, 2010（PMID20721530）
12) Ventilation with lower tidal volumes as compared with traditional tidal volumes for acute lung injury and the acute respiratory distress syndrome. The Acute Respiratory Distress Syndrome Network. N Engl J Med, 342 : 1301-1308, 2000（PMID10793162）
13)「教えて！ICU 集中治療に強くなる」(早川 桂，清水敬樹/著)，p.63，羊土社，2013
14) Wiedemann, H. P., et al. : Comparison of two fluid-management strategies in acute lung injury. N Engl J Med, 354 : 2564-2575, 2006（PMID16714767）
15) Schmidt, M., et al. : The PRESERVE mortality risk score and analysis of long-term outcomes after extracorporeal membrane oxygenation for severe acute respiratory distress syndrome. Intensive Care Med, 39 : 1704-1713, 2013（PMID23907497）
16) Caironi, P., et al. : Radiological imaging in acute lung injury and acute respiratory distress syndrome. Semin Respir Crit Care Med, 27 : 404-415, 2006（PMID16909374）
17) Müller-Leisse, C., et al. : Computed tomography and histologic results in the early stages of endotoxin-injured pig lungs as a model for adult respiratory distress syndrome. Invest Radiol, 28 : 39-45, 1993（PMID8425851）
18) Ichikado, K., et al. : Prediction of prognosis for acute respiratory distress syndrome with thin-section CT : validation in 44 cases. Radiology, 238 : 321-329, 2006（PMID16293804）
19) Hemmila, M. R., et al. : Extracorporeal life support for severe acute respiratory distress syndrome in adults. Ann Surg, 240 : 595-605, 2004（PMID15383787）

第3章 教えて！循環

1. 水分volumeの評価方法とは？
2. アルブミン製剤（膠質液）の有効性
3. ICUでのドキドキ（頻脈性不整脈）への対応

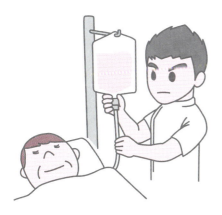

第3章 教えて！循環

1. 水分volumeの評価方法とは？

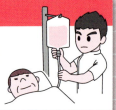

はじめに

　ICU患者管理において，輸液は永遠のテーマです．**重症患者では，輸液が少なければすぐに脱水になりますし，多ければ溢水から心不全・肺水腫の状態に容易に陥ってしまいます．**したがって，私たちは患者に最適な輸液量を決定するために，その水分volume（血管内容量，総体液量）を可能な限り正確に評価したいと考えます．患者の水分volumeを測る方法は多数ありますが，1つ決定的なものがあるわけではありません．患者の水分volumeの状態はカンファレンスでも毎回議論になります．今回はその水分volumeの評価方法について学んでいきたいと思います．

Conference!

症例プレゼン

研修医A：症例は42歳女性．20年ほど前より双極性障害で精神科への入退院をくり返しています．1人暮らしのため日常の生活状況の詳細は不明ですが，道で倒れて強直性間代性痙攣を起こしているところを，救急搬送されました．痙攣重積に対しては気管挿管のうえ，ベンゾジアゼピン投与にて痙攣は抑制されています．頭部CTは異常なし．尿量がとても多く，輸液量を検討しています．

血　算：白血球 18,800/μL，Hb 16.9 g/dL，Ht 50.1 %，Plt 27万/μL
生化学：TP 8.4 g/dL，GOT 32 IU/L，GPT 92 IU/L，LDH 244 IU/L，CPK 1,089 IU/L，AMY 122 IU/L，BUN 48 mg/dL，Cre 1.12 mg/dL，CRP 2.1 mg/dL，Na 149 mEq/L，K 3.2 mEq/L，Cl 111 mEq/L

1 脱水なの？ 溢水なの？

チーフ早川：それで結局，輸液は増やすの？ 減らすの？

研修医A：昨日はIN-OUTバランスがけっこうマイナスだったから輸液は増やしておいた方がよいような気がします…．でも中心静脈圧（central venous pressure：CVP）は10 mmHgで血管内容量は普通かな．いや，減らしておいた方がよいような気もします…．

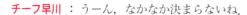

チーフ早川：うーん，なかなか決まらないね．

研修医B：尿量で見ればいいんじゃない？ 尿量が1日4,300 mLも出ているから，このまま放置すると脱水になってしまうよ．輸液はやっぱり増やしましょう．輸液をいっぱい入れて悪いことはないはずだ…．とにかく入れましょう．

チーフ早川：いやいや，そんなことはないよ．ARDS（acute respiratory distress syndrome：急性呼吸促迫症候群）などの呼吸不全の場合は**輸液を制限した（dry-side）管理が有効**だし[1]，**過剰な輸液はいろんな周術期の合併症のリスクを上昇させ入院期間を延長させるって報告**は有名だよ[2]．むやみに輸液を入れすぎるのはダメ．

研修医B：うーん．そうですか．

研修医C：尿比重を測ったら1.005と薄い尿が出ていますね．やっぱり血管内容量は十分で，むしろ溢水気味なんじゃないかな？ 輸液は減らそう…．

研修医A：えっ？ **尿が多いから輸液を増やすの？ 減らすの？** あ〜，もうわからない！

チーフ早川：混乱しているね．でも確かに気持ちはわかる．みんなが混乱してしまうのはしょうがないんだよ．だって適正な血管内容量や輸液量の評価方法に完璧な答えはないんだから．でも，それでは輸液量が決まらないので何かに頼って考えないといけないんだけど，水分volumeの評価方法にはどのようなものがあるのか基本的なところを整理し

　　　　　　て勉強しておかないといけないね．

研修医A：はい，お願いします．

> **Point**
>
> ■ リチウム中毒とリチウム誘発性腎性尿崩症
> - ちなみにこの症例は精神科で炭酸リチウムを処方されており，抑うつ状態の悪化に伴い，食事や水分の摂取が減少していた．リチウムの血中濃度は2.1 mEq/Lで，痙攣はリチウムの蓄積による慢性リチウム中毒の中枢神経症状であった．そのほか，リチウム中毒では悪心・嘔吐や下痢，食欲低下，多尿などの症状が出現することがあり，脱水に陥りやすい病態である．
> - リチウム誘発性腎性尿崩症とはリチウム塩（例えば炭酸リチウムなど）を長期服用している患者の12～30％程度に生じる腎性尿崩症とされる．治療はリチウムを中止し，またプロスタグランジン阻害による腎cAMP濃度の上昇を期待してNSAIDsが投与される．
> - 本項は中毒ではなく水分volumeの評価の話なのでリチウムはこの辺までにしておき，先に進みます．興味がある方は調べてみてください．

2 CVPは不要!?

チーフ早川：血管内容量の評価に関してだけど，普段いちばんみている指標ってなんだろうね？

研修医B：うーん，一番見ているのは…．「血圧」ですね．

チーフ早川：そうだよね．一番よくみるのは血圧だよね．特に血圧が下がっていたときなんかは最初に「脱水による循環血液量減少性ショック（hypovolemic shock）」を考えるものね．

研修医C：そうですね．

チーフ早川：普段，血圧というと収縮期血圧を表すことが多いけど，実はこういうときは臓器灌流を表している平均血圧（平均動脈圧，mean arterial pressure：MAP）を見ることをお勧めするよ[3]．

研修医B：わかりました．

チーフ早川 ： でも，私たちが一番よく見ていると思われるこの血圧ですら，水分volumeと完全に相関しているわけではないと報告されているんだ[4) 5)]．

研修医A ： そうなんですね．じゃあさっきの話にあった通り，血圧単独で水分volumeの評価はできないということですね．

チーフ早川 ： そう．じゃあ，次に血圧と同じく「圧」である「CVP」，これは何？

研修医A ： CVPとは中心静脈圧のことで，患者さんを仰臥位にして多くは鎖骨下静脈や内頸静脈から挿入されたカテーテルで測定します．**正常値は8〜12 mmHgぐらいで，主に前負荷の指標になります．** SSCG (surviving sepsis campaign guidelines) のEGDT (early goal-directed therapy) のなかにもCVPは入ってますよね[6)]．

チーフ早川 ： すばらしい．どんどん行こう．じゃあ「前負荷」とは何？

研修医B ： 血管内の水分volume（血管内容量）の指標です．

チーフ早川 ： そうだね．正確には**前負荷とは，心拡張終期の心筋線維の伸張度を意味するよ．**なんのこと？って感じだけど，すなわち心筋がのびのびしていればいるほど，その中身，すなわち心室内の血液量はいっぱいありますよということ．だから前負荷は血管内容量の指標と考えられているんだね．

> **Point**
>
> ■ **前負荷**
>
> 　拡張終期の心筋線維の伸張度＝（心室コンプライアンスが正常な場合）心室内の血液量を意味する．心筋の伸張度は直接測れないので（心筋がどれくらいのびのびしているかなんてわからない），**間接的に「心室を充満するのに必要な圧力」で代用することが受け入れられてきた．**
>
> 　すなわち，**右心室前負荷の評価には右心房圧**（right atrial pressure：RAP）**が用いられ，≒中心静脈圧（CVP）というわけ**である．
>
> ■ **Frank-Starlingの法則**（Ernest Henry StarlingとOtto Frank）
>
> 　Frank-Starlingの法則のグラフは必ず一度は見たことがあるはず（図1）．横軸が前負荷，縦軸は1回心拍出量（stroke volume：SV）である．すなわち，前負荷が大きければ大きいほど，次の心収縮力は強くなり，拍

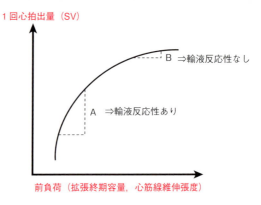

図1 Frank-Starlingの法則

出量が増えるというグラフ．

　ここまでは当たり前で，大事なのはここから．**前負荷が小さいときはある一定の輸液をするとそれによく反応してSVがいっぱい増える（図1グラフ内Aの状態）**．これを「輸液反応性あり」と呼び，輸液をする価値がある．いっぽう**前負荷が大きいときは同じ一定量の輸液をしても，あまり反応せずSVもそれほど増えない（図1グラフBの状態）**．これを「輸液反応性がない」と呼び，この状態で輸液をしてもあまり意味がない．われわれがいったい何を知りたいかというと，目の前の患者は輸液を必要とするのか，そうではないのか．

　言い換えると輸液反応性が「ある」のか「ない」のか，Aの状態にあるのかBの状態にあるのかを知りたいのである．

チーフ早川：それで輸液反応性を知りたくて，昔からCVPがよく用いられてきたんだけど，最近はこれに否定的な意見が多いことは知ってる？

研修医C：えー，知らないです．

チーフ早川：最近といっても実は1960年代頃からすでに指摘されているんだけど[7]，CVPという「圧」をそのまま循環血液量という「容量」に置き換えるのは無理があるんじゃないかと言われているんだ．なぜならやはりCVPは血管内容量だけでなく，血管や心臓や呼吸の状態にだいぶ影響を受けるんだ．

研修医B：じゃあ，CVPは血管内容量の指標として広く使われていますけど，

必ずしも適切ではないということですね．

チーフ早川：うん．もちろん「参考程度にはなるかもしれないけど…」というところだね．ボクもCVPの波形を見たり，極端な数値の異常はやはりおかしいと考えて使用しているよ．

Point

■CVPは輸液反応性の指標にならないという文献

- Shippy, C, R., et al.：Reliability of clinical monitoring to assess blood volume in critically ill patients. Crit Care Med, 12：107-112, 1984[8)]
  ⇒CVPの値と循環血液量の間には相関関係はない．

- Marik, P, E. & Baram, M.：Does central venous pressure predict fluid responsiveness? A systematic review of the literature and the tale of seven mares. Chest, 134：172-178, 2008[9)]
  ⇒24件の研究を検討したが，**CVPの絶対値も相対値も血管内容量・輸液反応性の指標にはならない**．
  ⇒「CVPで輸液反応性の有無を予測する正確性は56％程度であり，それはコインを投げて表が出るか裏が出るかで占うのと同じである（no better than flipping a coin.）」

- Marik, P, E. & Cavallazzi, R.：Does the central venous pressure predict fluid responsiveness? An updated meta-analysis and a plea for some common sense. Crit Care Med, 41：1774-1781, 2013[10)]
  ⇒「2008年に私は，CVPは輸液反応性の指標にならないと報告したけど，まだCVPを使う人がいるね．だから，研究数を43件にアップデートしてメタアナリシスしたけど，やはりCVPは指標にはなりませんよ」という内容の論文．
  →前回と異なり題名に「the」という単語が入ったあたりに報告者の気合いが感じられる．

そのほかにもCVPは輸液反応性の指標にならないとする論文は多数ある．ただし，これといってほかに有用なパラメータがある訳でもないので，未だに使われ続けているという現状である．

3 静的パラメータと動的パラメータ

研修医A：CVPだけでは輸液反応性や血管内容量の指標にならないことは残念ながらわかりました．では，私たちはいったい何を指標に水分volume管理を行えばよいんでしょうか？

チーフ早川：何があるだろうね？考えてみよう．

研修医B：ぼくはけっこう尿量を見ますけどね．

チーフ早川：でも尿量って腎機能にすごい影響されるし，輸液反応性の指標にはなりにくいよね？尿量が減っていても必ずしも脱水とは限らないし，逆に浸透圧利尿薬やSIADH（syndrome of inappropriate secretion of ADH：ADH分泌異常症）などで尿量が増えすぎて脱水になってしまうこともあるよね．

研修医B：そういわれると確かに…．

研修医C：体重やIN-OUTバランスはどうですか？

チーフ早川：体重は「総体液量の指標」にはなるけど，血管内の評価はできないよね．水分が細胞内にあるのか，血管内にあるのか，または3rd spaceにあるのかはわからないもんね．

研修医C：そうですね．それならIVC（inferior vena cava：下大静脈）径を測定するのはどうでしょう？

チーフ早川：エコーでIVC前後径を測定する方法だね．**IVC径は7〜13 mmぐらいが正常で，それよりも小さければ脱水，大きいときは溢水を示唆するとされている**よね．ただこれもさっき話したCVPと同じように，体格や心収縮力や人工呼吸なんかにずいぶんと影響を受けるからね．だから**絶対値よりはIVCの呼吸性変動の方がより指標としては正確との意見もある**よ．

研修医C：そうですか．じゃあ今度からはIVC前後径の絶対値より呼吸性変動に注目してみます．

チーフ早川：みんな，うすうす気づいていると思うけど，1つで血管内容量がわかるという絶対的な指標はないよ．結論をいうと，**私たちは今のところ複数の指標を組み合わせて評価していくしかないんだ**．だから1つだけでなく，いくつも知っておいて，よく考えて使えるようにしておかないといけないね．

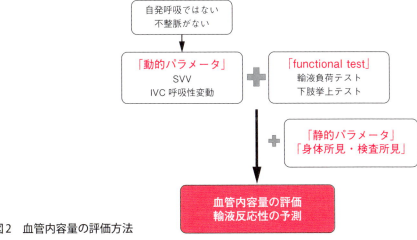

図2 血管内容量の評価方法

研修医B：血管内容量は複数の指標を組み合わせて評価するしかないんですね．

チーフ早川：そうだね．指標となり得るものを表にまとめてみたから参考にしてみてください．どれか1つの絶対というものがないから，これらをうまく組み合わせて総合的に評価するしかないよ（図2）．

研修医A：この図には静的パラメータと動的パラメータというものがありますね．あまり聞いたことがないんですけど，なんのことでしょう？

チーフ早川：うん．よい質問だね．いままでの血圧や尿量やCVPを測ったりするのを「**静的パラメータ**」といい，それに対して1回心拍出量の呼吸性変動を測るSVVや，IVCの呼吸性変動みたいに呼吸に伴う変化などを評価する動的な指標のことを「**動的パラメータ**」っていうんだ．いくつかの研究で**動的パラメータの方が血管内容量や輸液反応性の予測に優れていると報告されているんだよ**[11]．

研修医A：なるほど，動的パラメータのSVVやIVCの呼吸性変動ってけっこう重要なんですね．

表　水分volumeの指標となり得る項目

前負荷（血管内容量）の指標	
身体所見や検査所見	
・血圧，心拍数，脈圧，頸静脈怒張	血管の状態や薬剤などさまざまな因子に影響されやすい．参考程度に．
・BUN/Cr比	＞10で脱水を示唆する．ただしタンパク代謝，消化管出血，利尿薬などでも高値になる．
・TP，Hct	TP 6.5〜8.0 g/dL以上，Hct 50〜60％以上で血液濃縮≒血管内容量減少を示唆する．参考程度に．
・尿中Na濃度	FENa＝（尿Na×血清Cr）／（血清Na×尿Cr）×100 基準値0.5〜10％ FENa＜1％は腎前性腎不全≒血管内容量減少を示唆する．
・尿比重	＞1.020で脱水を示唆する．ただし利尿薬，造影剤，血糖値，腎機能に影響される．参考程度に．
・BNP	正常値＜18.4 pg/mL．脳性ナトリウム利尿ペプチド（brain natriuretic peptide）．心臓の負荷で心室筋より分泌される．急性心不全では500 pg/mL以上にも上昇．腎不全でも上昇．あまり前負荷の指標にはしない．
静的パラメータ（static parameters）	
・CVP	正常値8〜12 mmHg．基本的には血液内容量の指標にならないとされる．参考程度．
・IVC径	正常値7〜13 mmHg．仰臥位でエコーで肝静脈流入部のIVC径を測定する．
・LVEDV	左室拡張末期容積（left ventricular end-diastolic volume）．経胸壁エコーより経食道エコーのほうが正確に評価できるが，手技が困難．
・GEDI	正常値680〜800 mL/m²．心臓拡張終期容量指数（global end-diastolic index）．EV1000™やPiCCO™の経肺熱希釈法によって得られる指数で，CVPなどの圧情報よりは前負荷をより反映するとされている．
動的パラメータ（dynamic parameters）	
・SVV	SVVとは1回心拍出量の変化量．呼吸の胸腔内圧の変化により，静脈還流量が変動，1回心拍出量が変動する．血管内容量が不足するほど，変動が大きくなる．正常値＜10％（＞15％で脱水を示唆する）FloTrac™やPiCCO™を用いてモニタリングされる．PPVは脈圧の呼吸性変動
・IVC径の呼吸性変動	IVC径は体位や呼吸の影響を受けやすく，絶対値よりは呼吸性変動のほうが重視される．CI（collapsibility index）＝（呼気径－吸気径）／呼気径×100（％）

総体液量の指標	
・脱水所見（皮膚ツルゴール低下）	皮膚や口腔内などの乾燥は脱水を示唆する重要な所見である．
・溢水所見（ラ音，腹水，四肢浮腫）	腹水や浮腫はよくICU患者でみられるが，必ずしも水分volumeだけの問題とはいえない．
・IN-OUTバランス	1日だけのin-outでvolumeの過不足を評価する研修医をよく見かけるが，実際は数日間の推移が重要．不感蒸泄があるため正確には評価しづらい．
・体重	とても大事．ただし，血管内容量は評価できない．
臓器血流の指標	
・SjO₂（脳血流）	正常値60～80%．脳血流量の指標になるが，脳酸素消費量にも左右される．
・尿量（腎血流）	尿量は腎機能や薬剤にも大きく影響される．
・ScvO₂（組織酸素供給バランス）	体全体の臓器血流の指標になり得るが，さまざまな要因に影響される．
・乳酸値（組織酸素代謝）	脱水で上昇するが，正確には組織酸素代謝の指標である．決して前負荷の指標ではない．

SVV：stroke volume variation，SPV：systolic pressure variation，PPV：pulse pressure variation

Point

■SVVとは

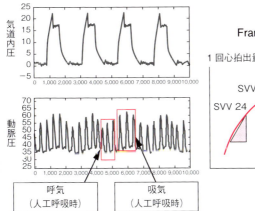

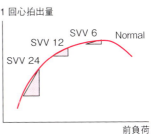

Frank-Starling 曲線

図3 呼気と吸気によるSVの変化
Edwards社 Quick guide to cardiopulmonary careより転載．

図4 SVVの変化と輸液反応性
文献12より引用．

陽圧換気中は胸腔内圧の変化により

> 吸気時（人工呼吸中）⇒動脈圧が増加（SV増加）
> 呼気時（人工呼吸中）⇒動脈圧が低下（SV低下）（図3）

　ちなみにこれは陰圧換気である自発呼吸とは逆の現象であり，reverse pulsus paradoxus（逆奇脈）と呼ばれる．
　この**吸気と呼気のときのSVの変化量**を「**SVV**」という（正常値＜10～15％）．「SVのvariation」訳すと「1回心拍出量の変化量」となる（図4）．変化量が大きいということは，胸腔内圧の変化で容易に血管がベコベコになるということでvolume不足ということが考えられる（**厳密にはSVVは血管内容量ではなく輸液反応性の指標である**）．

> SVVが大きい（＞15％）⇒呼吸性変動が大きい⇒輸液反応性がある
> SVVが小さい（＜10％）⇒呼吸性変動が小さい⇒輸液反応性がない

※ただしSVVは①自発呼吸のとき，②Af（atrial fibrillation：心房細動）などの不整脈があるときは精度が下がり，使用できない可能性があるため注意が必要である．
※上記の限定事項があるSVVに対して，近年「end-expiratory occlusion」という方法が輸液反応性の指標に使えるのでは？という報告がある．これは人工呼吸器の呼気終末に呼吸停止ボタンを押して，呼吸を15秒停止させ，その後半5秒に血圧や心拍出量が5％以上上昇した場合に「輸液反応性あり」と評価する試験である．PEEPや不整脈にも左右されにくいとされ，今後普及するかもしれない[13]．

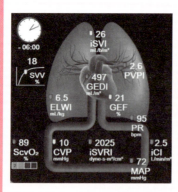

図5　EV1000™による測定結果
（巻頭カラーアトラス8参照）

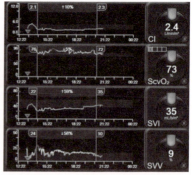

図6　リンゲル液投与後の測定結果
（巻頭カラーアトラス9参照）

- Edwards社EV1000™（**図5**）を使用した経肺熱希釈法とSVVなどによる輸液の調整
  ELWI正常⇒肺水腫は認めない
  GEDI低値⇒血管内容量は少なく脱水を示唆
  SVV高値⇒輸液反応性ありそう

  ⇒輸液増量の指示：リンゲル液を500 mL/時で

〈結果〉（**図6**）
  SVI　22→35 mL/beat/m^{2}に上昇
  SVV　15→9％に低下
  心拍出量が上昇しており，輸液に反応性が認められた．

  ELWI（extravas cular lung water：肺血管外水分量），SVI（stroke volume index：1回心拍出量係数）

4 functional test

研修医C：血圧が低くなった患者さんが，脱水状態にあるかないかを判断するときに「**チャレンジテスト**」とか「**輸液負荷テスト**」とかいって，乳酸リンゲル液を急速投与することがありますよね．これで，血管内容量を判断できるんですか？

チーフ早川：確かに，血圧が低い場合はまず輸液をして様子を見ることがしばしばあるよね．2002年にMichardがまとめたものによると，輸液が必要と考えられた334人（55％が敗血症）の患者さんに対して輸液負荷を行ったところ，半分ぐらいしか反応を示さなかったので，診断としての精度は低いと報告しているよ[11]．

研修医C：そうなんですね．普段よくやる割には脱水があるかないかの診断精度は低いんですね，残念．

チーフ早川：ただし，**診断的治療にもなるから特に循環血液量減少性ショック（hypovolemic shock）には必要と考えている**よ．大事なのは輸液の指示を出して放りっぱなしじゃなくて，しっかり輸液を入れた後

　　　　　に反応性を評価すること．しっかりと評価すればこの輸液負荷テストも有用な面が必ずあるはずだよ．

研修医C：そうですね．輸液を入れて，反応性をみなければどっちにしても診断精度云々以前の問題ですもんね．

チーフ早川：うん．そして一方で**下肢挙上テスト**（passive leg raising：PLR）が良好な成績を示しているよ．

研修医B：下肢を上げて，静脈還流量を増加させて，反応があるかをみる試験ですよね．輸液負荷と内容は似ているけど，どちらかというとこのPLRの方が簡便ですね．

チーフ早川：そうだね．Cavallaroらが2010年にレビューを出していて，これによると353名の患者さんの結果をまとめたところ，反応性の指標としては感度89.4％，特異度91.4％（AUC 0.95）と高く，**PLRは輸液反応性の指標になり得ると結論**づけたよ[14]．

　　　　　AUC（area under the blood concentration time curve：血中濃度曲線下面積）

Point

■下肢挙上テスト（passive leg raising：PLR）

・下肢を挙上⇒中心部の静脈還流量を一時的に増加させる（輸液負荷を行ったときと同じ状態をつくる）
・主なデザインとしてはショック患者に対して，頭部45°または仰臥位をコントロールとし，それに対して体幹水平かつ下肢を45°挙上して1～数分待ち，血圧や心拍出量（cardiac output：CO），1回心拍出量（SV）を測定する（測定方法は観血的動脈圧，食道エコー，FloTrac™，

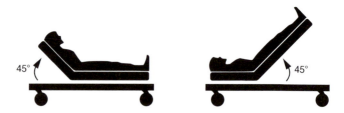

図7　下肢挙上テストの体位
Edwards社 Quick guide to cardiopulmonary careより転載．

PiCCO™などを使用する）. 10％程度の反応があれば，輸液反応性あり と判断する.
- 比較的簡便に行えるが，**もともと循環血液量が低下している患者では，静脈還流量もそれほど得られなかったり（この場合は輸液負荷テストの方がよい）**，また外傷や頭蓋内圧亢進患者への安全性は問題とされている.

5 水分volumeは総合的に診る

研修医A ： 血管内容量の指標がわかってきました. 身体所見や静的パラメータを参考にしつつ，動的パラメータを診ていくのが大事ですね.

チーフ早川 ： そこに，うまく輸液負荷テストや下肢挙上テストなどのfunctional testを組み合わせていけるとよいかもね.

研修医B ： CVPは絶対的なものだと思っていましたけど，そんなことはないんだなってことがわかりました.

研修医C ： これからは，1つの指標を参考にするのではなくて，いくつもの指標を組み合わせて総合的に判断していこうと思います.

チーフ早川 ： うん，あとは実践あるのみ. 患者さんやモニターを見て，エコーをあてて行きましょう.

おわりに

　本項では水分volumeの評価方法に関して概説しました. 輸液や電解質（低ナトリウムがどうとか，アシドーシスがどうとか）に関して充実したすばらしい本は多数あります. しかし，重要であるにもかかわらずその前段階の水分volumeの評価に関して詳しく書いてあるものがあまり見当たらなかったのが，本項を書いたきっかけです. 結論として，すべてがわかる絶対的な指標はなく，総合的に見ていくしかないので混乱してしまう部分はあるかもしれませんが，今一度そこを整理して，毎日のICUでの水分volume評価に生かしてください.

1) National Heart, Lung, and Blood Institute Acute Respiratory Distress Syndrome (ARDS) Clinical Trials Network., et al.: Comparison of two fluid-management strategies in acute lung injury. N Engl J Med, 354: 2564-2575, 2006（PMID16714767）
2) Brandstrup, B., et al.: Effects of intravenous fluid restriction on postoperative complications: comparison of two perioperative fluid regimens: a randomized assessor-blinded multicenter trial. Ann Surg, 238: 641-648, 2003（PMID14578723）
3) 「ICUブック 第3版」（Marino, P. L./著, 稲田英一/監訳）, メディカルサイエンスインターナショナル, 2008
4) Vincent, J. L., et al.: Clinical review: Update on hemodynamic monitoring--a consensus of 16. Crit Care, 15: 229, 2011（PMID21884645）
5) Pierrakos, C., et al.: Can changes in arterial pressure be used to detect changes in cardiac index during fluid challenge in patients with septic shock? Intensive Care Med, 38: 422-428, 2012（PMID22278593）
6) 「教えて！ICU 集中治療に強くなる」（早川 桂, 清水敬樹/著）, p.85-98, 羊土社, 2013
7) Cohn, J, N.: Central venous pressure as a guide to volume expansion. Ann Intern Med, 66: 1283-1287, 1967（PMID6027949）
8) Shippy, C, R., et al.: Reliability of clinical monitoring to assess blood volume in critically ill patients. Crit Care Med, 12: 107-112, 1984（PMID6697726）
9) Marik, P, E. & Baram, M.: Does central venous pressure predict fluid responsiveness? A systematic review of the literature and the tale of seven mares. Chest, 134: 172-178, 2008（PMID18628220）
10) Marik, P, E. & Cavallazzi, R.: Does the central venous pressure predict fluid responsiveness? An updated meta-analysis and a plea for some common sense. Crit Care Med, 41: 1774-1781, 2013（PMID23774337）
11) Michard, F. & Teboul, J, L.: Predicting fluid responsiveness in ICU patients: a critical analysis of the evidence. Chest, 121: 2000-2008, 2002（PMID12065368）
12) 国立大学法人 旭川医科大学 麻酔科蘇生科講座 ポータルサイト AneSTATION：http://anestation.com/modules/minimoni/details.php?bid＝160
13) Silva, S., et al.: End-expiratory occlusion test predicts preload responsiveness independently of positive end-expiratory pressure during acute respiratory distress syndrome. Crit Care Med, 41: 1692-1701, 2013（PMID23774335）
14) Cavallaro, F., et al.: Diagnostic accuracy of passive leg raising for prediction of fluid responsiveness in adults: systematic review and meta-analysis of clinical studies. Intensive Care Med, 36: 1475-1483, 2010（PMID20502865）

第3章 教えて！循環

2. アルブミン製剤（膠質液）の有効性

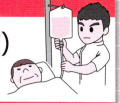

はじめに

　一般的に点滴は細胞外液補充液として乳酸リンゲル液（ラクテック®）などの晶質液をよく使用します．アルブミン製剤（アルブミナー®5%など）は血管内で膠質浸透圧を形成するため膠質液と呼ばれます．血管内に水をとどめておく作用が強いと考えられ，外傷や熱傷などに対しICUでよく使用されてきました．そこで過去に膠質液vs晶質液の臨床試験が行われましたが，膠質液がそれほどいいという話にはなりませんでした．あくまでもグレーゾーンという感じです．そこで本項では膠質液に関して，概説したいと思います．

> **Point**
>
> ■アルブミンとは？
> 　アルブミンは血液中に含まれるタンパク質のうち約65%を占めている．分子量は約66,000．基準値としては総タンパク6.7～8.3 g/dL，アルブミン3.8～5.3 g/dL（三菱化学メディエンス臨床検査項目解説より）．主に肝臓で1日6～12 gほど産生され，半減期は14～18日間．血漿膠質浸透圧を形成したり，さまざまな物質（脂肪酸やホルモン）や薬剤を吸着，保持，運搬などを行う．

晶質液：クリスタロイド（crystalloid）
膠質液：コロイド（colloids）

Conference!

症例プレゼン

研修医A：症例は78歳女性．昼食の調理中に調味料を取ろうとした際に，コンロの火が着衣に引火し，受傷されました．熱傷範囲はⅢ度20％，Ⅱ度10％でBurn Indexは25と，重症熱傷です．創部は処置を行い，ICU入室後，Parkland（Baxter）の公式に基づき，輸液を開始しましたが，8時間経っても尿量が得られません．高齢であるため，これ以上ラクテック®の負荷を増やすと，肺水腫になってしまう危険があります．そのため5％アルブミン液の投与を開始しようかと思うんですが…．

1 晶質液と膠質液

研修医B：5％アルブミンの投与を検討しているんだね．
チーフ早川：なんでアルブミンを投与しようと思ったのかな？
研修医A：アルブミンは**血管内で膠質浸透圧を形成する**ので，それだけ有効に**血管内volumeを保てる**と思ったからです．
チーフ早川：そうだね．じゃあこの際だから，点滴に関する基礎的な事項から確認しておこう．0.9％生理食塩液を1L点滴すると血管内にはどれくらい移行するんだっけ？
研修医C：**生理食塩液は等張液なので，すべて細胞外液に分布**します．細胞外液の間質と血管内での割合は3：1なので，生理食塩液1Lの投与で250 mLが血管内に分布します．
チーフ早川：そうだね．それでは5％ブドウ糖液1Lではどうだったかな？
研修医B：ブドウ糖液はすべて自由水として考えられるので，**細胞内液・細胞外液に均等に分布**します．だからブドウ糖1Lの投与では血管内に85 mL分布する計算ですね．
チーフ早川：うん，基礎的な事項はちゃんと理解しているようだね．まあ，**あくまでも理論上の話**であって，生体内で実際にどうなっているか本当

はわからないけどね．あくまで基礎としてはOKです．

> **Point**
>
> ■ 細胞内外の分布：基礎事項の確認（図1）
> - 生理食塩液などの等張液は**すべてが細胞外液に分布する**．うち間質には3/4，血管内には1/4分布する．
> - 5%ブドウ糖液は電解質を含まない自由水（electrolyte free water）であるため，**細胞内に2/3，細胞外液に1/3分布する**（細胞外液における分布は上記と同じ）．
> - アルブミンはNaと異なり血管壁を自由に移動できないため，**血管内にとどまり膠質浸透圧を形成し，水を引き込む**．理論上5%アルブミン製剤を投与するとそのほとんどは血管内にとどまり，膠質浸透圧を上昇させて，ほぼ同量の血管内容量を増加させると考えられる（生理食塩液の4倍にあたる）．

一般名	組成	細胞内液	細胞外液	
			間質	血管内
0.9%生理食塩液	等張液	0 mL	750 mL	250 mL
5%ブドウ糖液	自由水	665 mL	250 mL	85 mL

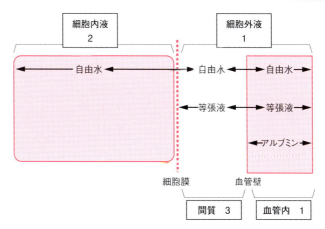

図1　生理食塩液（等張液）とブドウ糖液（自由水）を1L入れたときの分布

2 SAFE study

チーフ早川：それじゃあ，アルブミンを投与する目的には何があるかを考えてみよう．まずはさっき話したアルブミンを輸液負荷に用いるという方法だね．理論的には生理食塩液を投与するよりもすばやく血管内volumeを増加させることができるはずだよね．

研修医B：効率的に血管内に投与されれば，結果的に**輸液の総投与量も減って，肺水腫を減らすこともできる**と思います．それは患者さんの予後改善にもつながると思うんですが．

チーフ早川：そうだね．そういう考えもあって，アルブミンを使用した方がいいかは，昔からいろいろと研究がなされてきたんだけど，実のところは一定の結論は出ていないんだ．「**アルブミンを使用すると死亡率を上げる危険がある**[1]」とか「いやいや，**アルブミンは死亡率に影響せず，安全ですよ**[2]」とか．

研修医B：えー，それじゃあ**アルブミンは必ずしも有効とは限らない**んですね．知らずに今まで使ってきました．

チーフ早川：そう，下手すると死亡率を上昇させてしまう恐れもある．それでその後に大規模な前向き研究が行われることになったんだ．2004年に出たSAFE Studyって聞いたことあるかな？

研修医B：いえ，知りません．

チーフ早川：これはICUに入室した重症患者さん6,997例を対象として，4％アルブミン投与群と生食投与群で比較した試験だよ．結果としては**28日死亡率で有意差は認めなかった**んだ．

研修医A：じゃあ，結論としてはアルブミンを投与しても予後を改善させないんですか？

チーフ早川：この試験の結果だけをみるとそうかもしれない．死亡率やそのほかにもICU滞在期間や人工呼吸期間，透析の日数なども改善を認めないというものだったよ．ただ，**サブグループ解析では，重症敗血症には有効かもしれない**という結果も出ていて，症例をよく考えればアルブミンを使用する場面も出てくるかもしれないね．

Point

■ SAFE Study[3]
- 18歳以上のICU入室患者を対象（心臓手術後，肝移植後，熱傷は除外）
- 4％アルブミン投与群3,497名，生食群3,500名（計6,997名）

1）結果
- 28日死亡率（図2）：4％アルブミン群 vs 生食群 ＝ 20.9％ vs 21.1％（P＝0.87）
- ICU生存退室，生存退院，ICU滞在期間，入院期間，人工呼吸期間，透析日数，臓器障害に有意なし

→4％アルブミンを使用しても予後を改善させなかった．

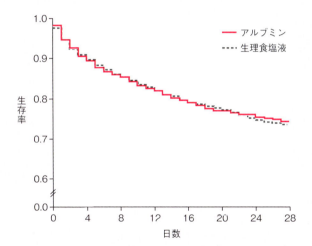

図2　4％アルブミン群と生食群とでは28％死亡率に有意差は認められない
文献3より引用．

2）サブグループ解析（28日死亡率）（表1）
→有意な差はないが，外傷でアルブミンを使用すると予後を悪化させる？また重症敗血症では予後を改善させる傾向にある？かもしれない．

表1 SAFE Studyのサブグループ解析

結果	アルブミングループ	生食グループ	相対リスク（95% CI）	絶対値差分（95% CI）	P値
28日死亡数 患者数/総数（%）					
外傷	81/596 (13.6)	59/590 (10.0)	1.36 (0.99 to 1.86)		0.06
重症敗血症	185/603 (30.7)	217/615 (35.3)	0.87 (0.74 to 1.02)		0.09
ARDS	24/61 (39.3)	28/66 (42.4)	0.93 (0.61 to 1.41)		0.72

文献3より引用.

3 アルブミンと予後

研修医A：なるほど．アルブミンを使用する場合は症例をよく選んだ方がいいんですね．先ほどのSAFE Studyでは外傷では使用しない方がいいという結果だったようですね．外傷なんかはすばやく血管内volumeを確保したいので，アルブミンのいい適応だと思っていました．

チーフ早川：同様に**熱傷でもアルブミン投与で死亡のリスクが上昇するという報告があるよ**[4]．どうやら外傷や熱傷に対するアルブミン投与は必ずしも有効なわけではないようだね．

研修医B：わかりました．じゃあこの熱傷の症例でもアルブミン投与は少し控えた方がいいかもしれないですね．

チーフ早川：そうだね．本当にいいか，悪いかはわからないけど，慎重に考えた方がいいかもしれない．

研修医A：敗血症ではどうですか？敗血症では過剰輸液は予後を悪化させるから，アルブミンの有効性は示せるんじゃないですかね．

チーフ早川：SAFE Study以降のいくつかの報告でも，重症敗血症へのアルブミン投与は死亡率を下げるかもしれないとされているよ．先生のいうように過剰な輸液を抑制できることが有効だったと思われるね[5,6]．

> **Point**
>
> ■ 敗血症ガイドラインにおけるアルブミン投与の記載
> - 日本版敗血症診療ガイドライン
>   「初期輸液には，晶質液だけではなく，アルブミン液と赤血球輸血を考慮する（2B）」
> - Surviving Sepsis Campaign Guideline 2012
>   「大量の晶質液を必要とする場合は，重症敗血症・敗血症性ショックの初期輸液としてアルブミン液を使用してもよい（Grade2C）」
> → いずれのガイドラインでも，アルブミン投与に関して否定的ではないものの，明確なエビデンスがないため，推奨グレードは低くなっている．

④ アルブミンを使用する場面は？

研修医A：今まで話にあった血管内volumeを保つ目的でのアルブミン投与以外にも使用する場面はありますか？

研修医B：肝硬変の患者さんは浮腫が強いですよね？ この原因は膠質浸透圧の低下によるものだから，アルブミン投与は有効なんじゃないですか？

チーフ早川：浮腫を軽減する目的でアルブミン投与がよく行われるけど，実際は相当高度な低アルブミン血症，具体的にはアルブミン値が2 g/dL以下にならないと膠質浸透圧は関係ないとされているんだ[7]．

研修医B：じゃあ，ルーチンに投与しても浮腫を改善させるわけではないんですね．

チーフ早川：個人的にはアルブミン値が2 g/dL以下ぐらいの高度な低アルブミン血症の場合は投与してもいいと考えているよ．少し文献は古いんだけど，特に特発性細菌性腹膜炎を伴う重症肝不全の患者さんにはアルブミン投与で予後改善が示されたこともあるから良い適応かもしれないね[8]．

研修医C：あとループ利尿薬はアルブミンと一緒に投与すると効率的とかいう話を聞いたことがあるんですけど．

研修医B：ループ利尿薬は血漿タンパクと結合して尿細管まで運ばれるからで

すよね．

チーフ早川：それも特に高度な低アルブミン血症の場合でない限りは特に非効率的というわけではないようだよ．

研修医C：じゃあアルブミン値が正常な場合は特に利尿薬とアルブミン製剤を一緒に投与する意味はないんですね．

チーフ早川：そうだね．特にこういった場合はアルブミン製剤を使用した方がいいと強い推奨をすることができずに，少し中途半端に感じてしまうかもしれない．でも今後も輸液に関する研究はまだまだ進んでいくから，膠質液に関しても注目してみてね．

指導医からのアドバイス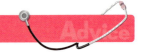

■ アルブミン製剤投与に関するまとめ

- 外傷や熱傷では，有効性は認められず，場合によっては有害の可能性もある．
- 敗血症に対しては総輸液量を減少させ，予後を改善する可能性がある．
- 肝硬変の浮腫の軽減目的に使用する場合は低アルブミン血症が高度であるときに考慮してもよい（なお膠質浸透圧改善目的の場合は25％などの高張アルブミン製剤を使用する）．特発性細菌性腹膜炎などは比較的いい適応と考える．
- アルブミン値正常の場合はループ利尿薬とアルブミン製剤を同時に使用しても，特に効率的ということはない．高度低アルブミン血症の場合は考慮してもよい．

当センターでは**アルブミン値が2 g/dL以下の重症敗血症患者**に対して**アルブミン製剤は適応があると考え，使用することが多い**．また心機能が悪いなど，体液量過剰を避けたい場合は考慮される．ただ，上記のSAFE Studyのサブグループ解析で**アルブミン値が2.5 g/dL以下の群は，2.5 g/dL以上の群に比べて予後が悪いが，それらにアルブミンを投与しても，生食を投与しても予後に差がないという報告**がされている．すなわちアルブミン値は重症度や予後の推定にはなるが，アルブミン値の補正を行っても治療にはならない．**低アルブミン血症は結果であって，原因ではないということである．**そ

れを考慮すると，アルブミン値に応じた投与の適応を考えること自体があまり根拠がないことである．

あくまでもアルブミンは血液製剤であり，安易に使用していいものではないため，適応はよく考える必要がある．単に血清アルブミン値を正常に保つ目的で使用することには意義はない．

厚生労働省血液製剤使用指針も参照していただきたい（**表2**）．

表2　厚生労働省　血液製剤の使用指針（改定版）より，アルブミン製剤の適正使用

使用指針	不適切な使用
1）出血性ショック等 2）人工心肺を使用する心臓手術 3）肝硬変に伴う難治性腹水に対する治療 4）難治性の浮腫，肺水腫を伴うネフローゼ症候群 5）循環動態が不安定な血液透析等の対外循環施行時 6）凝固因子の補充を必要としない治療的血漿交換法 7）重症熱傷 8）低タンパク血症に起因する肺水腫あるいは著明な浮腫が認められる場合 9）循環血漿量の著明な減少を伴う急性膵炎	1）タンパク資源としての栄養補給 2）脳虚血 3）単なる血清アルブミン濃度の維持 4）末期患者への投与

文献9を参考に作成．

おわりに

晶質液の投与はICUに入室するほぼすべての患者に行われますが，膠質液に関してはまだ明確なエビデンスはありません．低アルブミン血症を伴う重症敗血症には有効かもしれませんが，その他は不明な部分も多いです．ある程度，各施設内で投与する場合が決められていることもあるので，**上級医に聞いてみましょう**．人によって意見は分かれるかもしれませんが，そこは上級医もわからないのでしかたありません．今の段階では自分で使用する中でその感覚をつかんでいくといったところでしょう．ひとつ言えるのはあくまでも血液製剤のため，**使用は慎重**にという点です．

1) Cochrane Injuries Group Albumin Reviewers : Human albumin administration in critically ill patients: systematic review of randomised controlled trials. BMJ, 317 : 235-240, 1998（PMID9677209）
2) Wilkes, M. M., et al. : Patient survival after human albumin administration. A meta-analysis of randomized, controlled trials. Ann Intern Med, 135 : 149-164, 2001（PMID11487482）
3) Finfer, S., et al. : A comparison of albumin and saline for fluid resuscitation in the intensive care unit. N Engl J Med, 350 : 2247-2256, 2004（PMID15163774）
4) Roberts, I., et al. : Human albumin solution for resuscitation and volume expansion in critically ill patients. Cochrane Database Syst Rev, 11 : CD001208, 2011（PMID22071799）
5) Delaney, A. P., et al. : The role of albumin as a resuscitation fluid for patients with sepsis: a systematic review and meta-analysis. Crit Care Med, 39 : 386-391, 2011（PMID21248514）
6) SAFE Study Investigators, et al. : Impact of albumin compared to saline on organ function and mortality of patients with severe sepsis. Intensive Care Med, 37 : 86-96, 2011（PMID20924555）
7) Koomans, H. A., et al. : Lowered protein content of tissue fluid in patients with the nephrotic syndrome: observations during disease and recovery. Nephron, 40 : 391-395, 1985（PMID4022206）
8) Sort, P., et al. : Effect of intravenous albumin on renal impairment and mortality in patients with cirrhosis and spontaneous bacterial peritonitis. N Engl J Med, 341 : 403-409, 1999（PMID10432325）
9) 厚生労働省医薬食品局血液対策課：「血液製剤の使用指針」（改定版），平成17年9月
http://www.mhlw.go.jp/new-info/kobetu/iyaku/kenketsugo/5tekisei3b.html

第3章 教えて！循環

3. ICUでのドキドキ（頻脈性不整脈）への対応

はじめに

　ICUで比較的頻度の高い頻脈性不整脈への対応．研修医の頃は心電図の読影も自信がなく，抗不整脈薬も数種類をようやく覚えたというレベルで，担当の患者さんが不整脈を起こしたときにはどのように対応すべきか四苦八苦しました．時が経ち，いまでは研修医を指導する立場にありますが，実は抗不整脈薬が適切に使えるかっこいい医師になれているとはとても思えません．抗不整脈薬に関しては非常に奥が深く，勉強しても未だにわからないことだらけです．多くの不整脈の教科書には「QRSがnarrowかwideか」やら「Ⅰa群とⅢ群は～」などという話が出てきます．本項では抗不整脈薬をかっこよく使いこなすためではなく，あえて**頻脈性不整脈に至った原因検索の重要性**を理解していただけたらと思い，上記のような話や「ベラパミル（ワソラン®）やリドカイン（オリベス®），アミオダロン（アンカロン®）が何mgでどうのこうの」という話は出てきません．ご理解ください．

Conference!

症例プレゼン①

研修医A：症例は85歳男性．主訴は発熱と意識障害．既往に肺気腫，糖尿病，腰椎症などがあります．1週間ほど前から37℃台の微熱があり，一昨日より歩行時のふらつきを認めました．本日，起床してこないため様子を見に行くと呼びかけに反応がなく，家族が救急要請しました．意識は100/JCS，そのほかのバイタルはおおむね安定しています．来院時の心電図を呈示いたします（図1）．

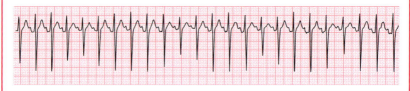

図1　症例1：来院時心電図

1　不整脈の原因を考える

研修医A：ということで頻脈性の不整脈があるので，抗不整脈薬を投与しようと思います．

チーフ早川：ちょっと待った．いつも言っているよね．「SpO_2 が低いから酸素投与したら，SpO_2 が上昇しました」「血圧が低いのでカテコラミンを投与したら血圧が正常化しました」これじゃあダメだよね．

研修医B：そうでしたね．先生はいつも「原因を考えろ」って言いますね．

チーフ早川：そう．酸素投与したら SpO_2 が上がる，カテコラミン投与したら血圧が上がるのは当たり前．私たち医師の仕事は「なぜ？ そうなったか」と理由を考えることだ．

研修医A：ということは，「なぜ不整脈が出たのか考える」ってことですね．

チーフ早川：そうだよ．わからなくてもいいから**原因を考えることが大事**．そもそもこの心電図は？

研修医A：心房細動（atrial fibrillation：Af）か何かじゃないんですか？

チーフ早川：いやいや，確かに狭いQRSの頻脈だけど，RR間隔は整だからAfではないよね．これはsinus tachycardia（洞性頻拍）だよ．バイタルや血液検査，内服は確認したかな？

研修医B：微熱がありますが…．あ，血算でHbが6.2 g/dLまで低下してますね．

研修医C：ご家族にもう一度，最近の様子を聞いてみます．

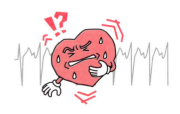

～しばらくして

研修医C ： なんでも1週間前より黒い便が出るという訴えがあったそうです．腰椎症でずっと内服しているNSAIDsによる上部消化管の潰瘍出血が疑われますね．輸液と輸血を開始して，胃カメラの手配が必要ですね．電解質の異常がないかも確認しなきゃ．

研修医A ： ああ，不整脈がいけないわけではなかったんですね．なんとなく反射的に抗不整脈薬を使うことばかり考えてしまいました．

チーフ早川 ： 陥りやすいピットフォールだよね．私たちはいずれにしても不整脈の専門家ではないから，抗不整脈薬を使うよりも，**まず不整脈に陥った原因で取り除けるものがないかを考える**ようにしよう．

研修医A ： はい，わかりました．

❷ 抗不整脈薬の使用と分類

研修医C ： さきほどの患者さんは輸血を開始してから，頻脈も落ち着いてきました．でも，やっぱり心電図で頻脈とかみると「抗不整脈薬が必要かな？」って考えてしまいますし，苦手意識があります．

チーフ早川 ： そうだよね．不整脈や抗不整脈薬って本当に理解するのは難しいと思う．

研修医B ： Ⅰa群だとかⅢ群だとかで有名な「**Vaughan-Williams分類**」だってチャネルの話はすごい難しいです．

チーフ早川 ： 1974年に出た抗不整脈薬の分類だね．

研修医C ： 今から40年ぐらい前の話ですね．

チーフ早川 ： うん．**フレカイニド（タンボコール®）**っていう薬を知っているかな？ 有名な抗不整脈薬なんだけど．

研修医A ： 聞いたことはあります．

チーフ早川 ： これは1984年頃に出て，不整脈を抑える作用がとても強力なので「PVC Killer」なんて呼ばれていたんだ．当時はこういったすばらしい抗不整脈薬やその分類もできて，さらに**ホルター心電図**もできて，不整脈は克服できるかに思われていたんだ．そこで満を持して行われた大規模研究が「**CAST**」と呼ばれるスタディだよ．

研修医B ： どういうスタディですか？

チーフ早川：これは心筋梗塞みたいな器質的心疾患のある患者さんを対象として，その心室性不整脈をフレカイニドなどで抑えたんだ．結果はどうだったと思う？

研修医B：さっきの話だと，不整脈は止まって最高によい結果だったんじゃないですか？

チーフ早川：誰しもがそう思っていたんだけど，結果はなんと逆…．確かに不整脈は止まったかもしれないけど，**長期的な死亡率が抗不整脈薬投与群で増加するという驚きの結果**になったんだよ（図2）．

研修医A：えー，そんな．

Point

「The Cardiac Arrhythmia Suppression Trial：CAST」[1) 2)]

心室性不整脈を合併する患者に抗不整脈薬を投与することで突然死を予防する効果があるかを調べる無作為化二重盲検試験．器質性心疾患（心筋梗塞）患者の心室性不整脈に対してフレカイニドやエンカイニドなどが著効した症例1,498例を分けて，抗不整脈薬投与群（エンカイニド群432人，フレカイニド群323人）とプラセボ群を比較した．

10カ月の中間検討で不整脈関連死亡は投与群vsプラセボ群は43例vs16例（P＝0.0004），心疾患関連死亡は17例vs5例（P＝0.01）と投与群で予後が悪く，試験は早期に中止となった．

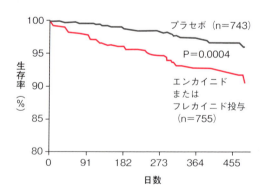

図2 投与群とプラセボ群における不整脈関連死亡者数の推移
文献2より引用．

当時,心室性期外収縮(premature ventricular contraction:PVC)が器質性心疾患後の心室頻拍(ventricular tachycardia:VT)や心室細動(ventricular fibrillation:Vf)のトリガーであると考えられており,PVCを抑制することで,生命予後が改善すると考えられていた.CASTはこの仮説を否定した試験である.その後,SWORD(Survival With Oral d-Sotalol)[3]という試験でカリウムチャネル遮断薬の有効性も否定される流れになる.

　一方でCAMIAT(Canadian Amiodarone Myocardial Infarction Arrhythmia Trial)[4]やEMIAT(European Myocardial Infarct Amiodarone Trial)[5]など複数の試験でIII群抗不整脈薬のアミオダロンの有効性が検討され,ATMA(Amiodarone Trials Meta-Analysis)において不整脈関連死亡,総死亡で有効性が認められている.したがって抗不整脈薬すべてがダメというわけではない.いずれにしてもこれらの話は専門性が高く,すべての医師に必要な知識かどうかと言われると….

チーフ早川 ：「抗不整脈薬は催不整脈作用がある」って習ったことがあるでしょ?
研修医C ：はい,あります.
チーフ早川 ：この結果はフレカイニドなどの長期投与による催不整脈作用で長期的には総死亡率が増加するというものだった.すなわち**単純に抗不整脈薬で不整脈を止めても,必ずしも予後が改善するとは限らない**んだよ.
研修医B ：じゃあ「不整脈＝抗不整脈薬で対処」というのは必ずしも正しいとは限らないんですね.
チーフ早川 ：そう.本当に抗不整脈薬が必要かどうかを考えなくちゃいけないんだ.
研修医A ：わかりました.

指導医からのアドバイス

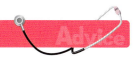

■抗不整脈薬の分類

　抗不整脈薬の**ヴォーン・ウィリアムズ（Vaughan-Williams）分類**はいろいろなところで目にする機会が多い.これは活動電位に対する影響をもとに抗不整脈薬を4つに分類している.単純で経験的に抗不整脈薬の効果をよく

表しているため，古典的でありながら未だに用いられている．

Ⅰ群：ナトリウムチャネル遮断薬，Ⅱ群：β受容体遮断薬，Ⅲ群：カリウムチャネル遮断薬，Ⅳ群：カルシウム拮抗薬となっている．しかし抗不整脈薬もこれだけで分類できるほど単純ではなく，現実的にはさまざまな問題点も指摘されてきた．

そこで1990年にイタリア・シシリー島で国際会議が執り行われ，新しくつくられたものが**シシリアン・ギャンビット（Sicilian Gambit）分類**である．この分類はチャネルや受容体，ポンプを定めてそれに対する作用で分類しようという概念である．非常に論理的ではあるが，できあがった分類は非専門医にとってはほとんど理解不能な内容になっている[6]．

ちなみに「ギャンビット」とはチェスを嗜む人ならピンとくると思われるが，チェスのオープニングの定石のことである．ポーン（歩兵）を1個犠牲にする代わりに全体の陣形を有利に進める手法である．おそらく，過去の分類を犠牲にしてでも新しいよいものをつくろうという気持ちがこのシシリアン・ギャンビットという名前に込められているのではないだろうか．

3 不整脈が発生する要因

研修医A：この症例のように**抗不整脈薬を選ぶことばかりを考えている**と，裏に隠れている解決可能な本当の疾患を見逃してしまいますね．「抗不整脈薬を使うよりも，不整脈に陥った原因で取り除けるものがないかをまず考える」というのが重要ということがわかりました．

チーフ早川：そう，その通り．**抗不整脈薬は専門の先生に積極的にコンサルト**，私たちはこの解決可能な疾患が不整脈の裏に隠れていないかをまず探してみよう．この症例のように**脱水や貧血などの循環血液量の不足や急激な変化**は不整脈の原因になるよ．ほかには何か思いつくかな？

研修医B：高・低カリウム血症なんかの**電解質異常**もありますね．

研修医C：アシドーシスも原因になりますよね．

チーフ早川：その通り．これらの異常は**血液ガス検査**でみることができるよね．不整脈の鑑別には心電図だけではなく，血液ガス検査も行ってね．

研修医A ： 当然，**心筋梗塞や弁膜症でも不整脈**は起こりえますよね．

チーフ早川 ： それには，**心エコー**をあててみることも重要だね．ほかにも例えば人工呼吸管理中の患者さんは**不安や疼痛で頻脈**になることもあるから，鎮静や鎮痛のレベルも確認するようにしよう．

研修医A ： 不整脈の診断には12誘導心電図だけではなくて，いろいろとやらなくちゃいけないことが一杯あるんですね（表）．

Point

■ 不整脈の原因となる病態：5H5T

表　不整脈の原因となる病態：5H5T

5H		5T	
Hypovolemia	循環血液量不足	Tension pneumothorax	緊張性気胸
Hypoxia	低酸素血症	Tamponade, cardiac	心タンポナーデ
Hydrogen ion	アシドーシス	Tablet	中毒，薬物
Hypo/Hyperkalemia	低・高カリウム血症	Thrombosis, pulmonary	肺塞栓
Hypothermia	低体温	Thrombosis, coronary	急性心筋梗塞

これにHypoglycemia：低血糖とTrauma：外傷を加えて6H6Tとすることも多い．

　AHA（American Heart Association）のACLSガイドラインにおいても解決可能な不整脈の発生要因を優先的に取り除くことを推奨している．
　ICUで使用する**種々の薬剤は不整脈を誘発することが多い**ため，その副作用は重要である．また**患者の疼痛・不安も意外とICUでは不整脈の原因になりやすい**．甲状腺機能亢進症や褐色細胞腫は忘れたころに症例がやってくるので注意．
　不整脈の原因検索として，12誘導心電図以外にも血液ガス検査や心エコー，鎮静・鎮痛レベルや全身バイタル，内服薬の種類などを確認していく．

症例プレゼン②

研修医B：症例は32歳女性．既往にうつ病があり，かかりつけ精神科で処方されているアミトリプチリン（トリプタノール®）を90錠，その他ベンゾジアゼピン系睡眠薬を大量内服して，300/JCSと意識障害のため救急搬送されました．救急外来でのTriage® DOA検査では三環系抗うつ薬とベンゾジアゼピン系が陽性でした．救急外来での心電図を呈示いたします（図3）．経鼻胃管より活性炭を注入し，ICUに入室となりました．入室後に突然の痙攣様運動を認め，その際の心電図でtorsade de pointes（図4）を認めたため，心臓マッサージ，電気的除細動，マグネシウム静注を行い，心拍が再開しております．

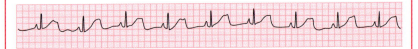

図3 症例2：来院時心電図

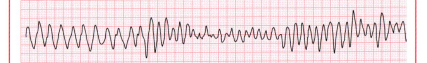

図4 torsade de pointes（TdP）がみられる心電図
wideQRSのVT波形で，かつそのQRSが上下にねじれるように変動しているため，TdPと判断できる．

4 同期下カルディオバージョン

研修医B：この症例は三環系抗うつ薬の過量内服により，**QT延長症候群**をきたしています．QTcを計算すると，0.52秒ですね．その後突然，CPAに陥っています．波形はtorsade de pointesである多形性心室頻拍で，除細動を施行しています．

チーフ早川：そうだね．三環系抗うつ薬の副作用である**QT延長症候群**は絶対に覚えておかないといけないね．

Point

■ corrected QT（QTc）の計算（図5）

QT間隔は心拍数（RR間隔）により変化するため補正が必要．
QTc（秒）＝ QT/$\sqrt{RR}$（正常は≦0.44秒）

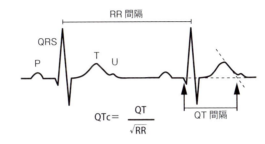

図5 QTcの考え方
文献7より引用．

■ QT延長症候群をきたす薬剤

- **三環系抗うつ薬**…わが国ではうつ病に対して処方される頻度が高いため過量内服患者では経過観察を怠らない．QTcだけでなく，QRS幅の延長にも注意する．
- **ハロペリドール（セレネース®）**…せん妄に対して頻用される．副作用でQT延長を起こすので，本薬剤を使用した場合は持続的な心電図のモニタリングが必須!!
- **抗不整脈薬**…抗不整脈薬は催不整脈薬．
- **抗菌薬**…アモキシシリン，エリスロマイシン，リネゾリド，レボフロキサシンなどが有名．また抗真菌薬のフルコナゾールやボリコナゾールも．
- **消化性潰瘍治療薬**…オメプラゾールやファモチジン，スルピリドは頻用されるため注意．
- **その他**…抗悪性腫瘍薬，尿失禁治療薬，骨粗鬆症治療薬など多数ある．

チーフ早川：本症例は除細動の適応のあるCPAだけど，こういった緊急事態では抗不整脈薬をゆっくりと使っている時間はないよね．

研修医C：そうですね．

チーフ早川：こういうときはためらわずに除細動が必要だよ．同期下カルディオバージョンの適応があるのはどんなとき？

研修医B：不安定な頻拍のときですね？

チーフ早川：不安定というのは？

研修医B：血圧が低いときとか…．

チーフ早川：そうだね．**低血圧や意識障害などショックの徴候がある場合は同期下カルディオバージョンの適応**だよ．緊急性があるから，すぐに行えるように普段からやり方を学んでおいてね．

Point

■除細動/同期下カルディオバージョンの行い方（図6，7）

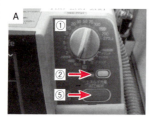 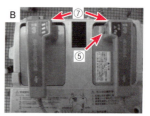

図6　除細動器の使い方
A) ダイヤルとボタン．B) パドル．

①ダイヤルをまわしてジュールを設定する（これが電源onもかねている）．
②**必要ならば「同期ボタン」を押す．これがけっこう重要！！**
③**「みんな離れてください」と大声で言い，全体を確認．**
④患者の胸にパドルを当てる．
⑤充電ボタンを押す（本体or右手パドル親指部分どちらでもよい）．
⑥必ずモニターをみて不整脈が持続していることを確認し，宣言．「波形○○持続のためショックします」．
⑦Shock !!!（両手パドル人差し指同時押し）
⑧パドルを本体に戻す．

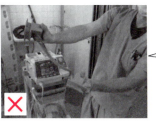

危険「Pad in Air」！
パドルを空中においてフラフラしてると感電の危険あり．パドルは「本体」か「患者の胸」のどちらかにあるように．

図7　Pad in Airの様子

※同期下カルディオバージョン
　同期とはQRS波にあわせてショックを行うこと．同期させることで，R on TによるVfが誘発されることを防ぐことができる．Vfや多形性VTの場合はQRSがないため非同期で行うが（慣例的にこれを除細動という），それ以外の上室性頻拍や心房細動などに対しては同期をして行う．**同期下の場合はショックボタンを押してから，ショックが起こるまでコンマ数秒の時差が生じるので，ボタンは長押しするのがコツ**．

おわりに

　本項では普通の不整脈の教科書に書いていないポイントをおさえてもらおうと思いました．抗不整脈薬は催不整脈薬．やはり抗不整脈薬は専門性が非常に高く，難しいです．まずは，有効性が不明な薬にすぐに飛びつくのではなく，**不整脈の起きた原因を調べることに重きをおくこと**．そして**緊急時はカルディオバージョンもすぐに必要**という点を覚えておいてください．またすぐに不整脈の詳しい人にコンサルトできるよう，日頃から連携を密にとっていくというのも重要だと思います．

文献

1) Preliminary report：effect of encainide and flecainide on mortality in a randomized trial of arrhythmia suppression after myocardial infarction. The Cardiac Arrhythmia Suppression Trial (CAST) Investigators. N Engl J Med, 321：406-412, 1989（PMID2473403）
2) Echt, D, S., et al.：Mortality and morbidity in patients receiving encainide, flecainide, or placebo. The Cardiac Arrhythmia Suppression Trial. N Engl J Med, 324：781-788, 1991（PMID1900101）
3) Waldo, A, L., et al.：Effect of d-sotalol on mortality in patients with left ven-

tricular dysfunction after recent and remote myocardial infarction. The SWORD Investigators. Survival With Oral d-Sotalol. Lancet, 348:7-12, 1996（PMID8691967）

4) Cairns, J, A., et al.：Randomised trial of outcome after myocardial infarction in patients with frequent or repetitive ventricular premature depolarisations：CAMIAT. Canadian Amiodarone Myocardial Infarction Arrhythmia Trial Investigators. Lancet, 349:675-682, 1997（PMID9078198）

5) Julian, D, G., et al.：Randomised trial of effect of amiodarone on mortality in patients with left-ventricular dysfunction after recent myocardial infarction：EMIAT. European Myocardial Infarct Amiodarone Trial Investigators. Lancet, 349:667-674, 1997（PMID9078197）

6) The Sicilian gambit. A new approach to the classification of antiarrhythmic drugs based on their actions on arrhythmogenic mechanisms. Task Force of the Working Group on Arrhythmias of the European Society of Cardiology. Circulation, 84:1831-1851, 1991（PMID1717173）

7) Johnson, J, N. & Ackerman, M, J.：QTc：how long is too long？ Br J Sports Med, 43:657-662, 2009（PMID19734499）

教えて！
腎・感染・凝固

1. 急性腎傷害（AKI）, 利尿薬は有効か？
2. エンドトキシン吸着療法（PMX-DHP）Yes or No？
3. DICと抗凝固薬①
   まずはDICの基本をおさえておこう
4. DICと抗凝固薬②
   病態に合わせた薬の使い方

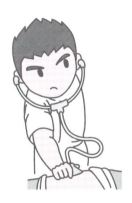

第4章 教えて！ 腎・感染・凝固

1. 急性腎傷害（AKI），利尿薬は有効か？

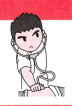

はじめに

ICUでは急性腎傷害（acute kidney injury：AKI）の予防や治療がとても注目されています．AKIの定義と重症度分類は **RIFLE基準**[1]，**AKIN基準**[2] に示されてきましたが，近年さらに「**AKIのためのKDIGO診療ガイドライン**」というものも出ています[3]．

血清クレアチニン値（sCr値）が上昇すると「これはAKIだ！ 尿量が減っている．とりあえずラシックス®を投与しよう」という「一杯目はとりあえずビール」的なちょっと安直とも思える発言がICUをまわっている研修医の先生にしばしば見かけられます．はたして本当にラシックス®を投与して尿が増えればAKIの治療になるのでしょうか？ このあたりの分野もいろいろと奥が深いようです．ぜひここで勉強してみましょう．

※「教えて！ICU」[4] 第4章3で以前説明した通り，本項ではAKIを急性腎傷害と訳しています．

※フロセミドはループ利尿薬の代表例．商品名ラシックス®．

Conference!

症例プレゼン

研修医A：症例は78歳男性．高血圧と脳梗塞の既往があります．薬剤歴はバイアスピリンと慢性的な腰椎症に対して，NSAIDsを3カ月以上前から内服しているようです．昨日より鮮血の吐血があり，本日になって意識が朦朧としてきたため救急要請されました．当初は心拍数110/分，血圧72/50 mmHg，Hb 6.4 g/dLと低値でした．そこで輸液と輸血を行い，バイタルが安定した段階で緊急上部消化管内視鏡を行いました．漏出血管を伴う胃潰瘍に対して止血術を施行しています．

> 来院してから6時間たちますがほとんど尿が出ず，血清クレアチニン値も3.18 mg/dLと上昇しています．AKIの診断です．尿を出すために，フロセミドを投与しようと思います．

1 AKIの原因診断

チーフ早川：ちょっと待って．何のためにフロセミドを投与するのかな？

研修医A：クレアチニン値が高いですし，はやく尿を出してあげないといけないので，フロセミドを投与しようと思いました．

チーフ早川：本当にフロセミドを投与すれば，AKIが改善すると思う？

研修医B：えー，違うんですか？

チーフ早川：うん，必ずしもAKIが改善するわけではないし，場合によっては悪くなってしまうこともあるよ．この症例の場合はフロセミドが本当に必要かな？

研修医C：この症例は出血による循環血液量減少性ショック（hypovolemic shock）もあったようですし，血管内脱水の状態にあるんじゃないですか？

研修医B：じゃあ，AKIの原因は**腎前性**の可能性があるね．血管内水分量の評価を行いましょう．

チーフ早川：そうだね．血管内脱水の状態，すなわち**腎前性のAKIに利尿薬を使用すると腎機能はより悪化してしまう**よね．

研修医A：確かに．尿が出ないからいきなりフロセミドというのは早計でしたね…．

チーフ早川：薬を使う前に症状の原因を考えることは重要だよね．そしてAKIの原因を考えるときは**腎前性，腎性，腎後性**と分けるというのが一般的だったね．

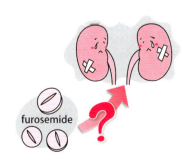

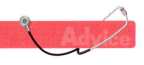

指導医からのアドバイス

■腎前性，腎性，腎後性について

　AKIの原因を考えるときに教科書的には必ず腎前性，腎性，腎後性という分類が出てくる．これは鑑別をあげるうえで非常に有用なものである一方，オーバーラップすることもあるため必ずしも明確な基準ではないとの批判もある．極端な例であるが，「尿路結石により，水腎症から腎盂腎炎をきたし，敗血症性ショックに致った」場合を考える．**尿路閉塞（腎後性），敗血症性ショックによる急性尿細管壊死（腎性），また相対的有効循環血液量の減少（腎前性）と3つの病態が重なっている可能性**が指摘できる．しかし，私たち

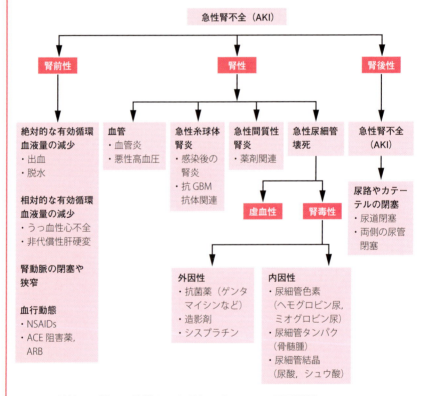

図1　腎前性，腎性，腎後性という分類によるAKIの原因診断
文献5より引用．
GBM：glomerular basement membrane（糸球体基底膜）

がAKIと対峙する場合はこれらのすべてを念頭において治療にあたる必要があり，やはりこの分類は今後も有用であるのは間違いなさそうである（図1）．

※急激な尿量減少の原因として，**尿道カテーテルの閉塞がICUでは意外と多い**ことに注意する．もちろんこれだけではAKIでないが，放置すると本当に腎後性AKIになってしまう．カテーテルの閉塞の場合はエコーで**膀胱に尿が貯留しているかをチェックすればよい**．もし膀胱内に尿が貯留していたら尿道カテーテルの交換を行う．1分もあればできるので，**急激な尿量減少の場合はまず腎後性からrule outするのが原則**である．

2 AKIの基準

研修医A ： 尿量が減少したらAKIを考えて，その原因は部位別に考えて鑑別をするのはわかりました．AKIの診断基準みたいなものはあるんですか？

チーフ早川 ： AKIに関する基準はあるよ．覚えているかな？

研修医B ： RIFLE基準ですね？

研修医C ： たしか腎傷害をRisk（リスク），Injury（傷害），Failure（機能不全），Loss（腎機能喪失），End-stage（末期腎不全）に分けたものですね．

チーフ早川 ： その通り．欧米の集中治療医や腎臓内科医らが集まってAcute Dialysis Quality Initiative（ADQI）という組織をつくって2000〜2004年頃に発表したものだよ．その次に出たものは？

研修医B ： AKIN基準というものですね．

チーフ早川 ： そう．これはもっと国際的に組織された団体でつくられたものだけど，**基本的にはどれも血中クレアチニン値と尿量の変化で重症度を分類しているから，それほど大きくは変わりないんだ**．ただ以前は開心術後のAKIの評価はRIFLEの方がより適しているという報告もあったりと，いろいろ専門的なところでは議論がなされているよ[6]．そういったなか最近また新しい**KDIGO基準**というものができて，今後これが一般的になると思われるので必ずチェックしておいてね．

研修医A：はーい，わかりました．クレアチニンと尿量が大事なんですね．

> **Point**
>
> ■ KDIGO Clinical Practice Guideline for Acute Kidney Injury
> （AKIのためのKDIGO診療ガイドライン）
>
> ・AKIの定義
>
> 「48時間以内にsCr値が≧0.3 mg/dL上昇した場合」
>
> または
>
> 「sCr値がそれ以前7日以内にわかっていたか予想される基礎値より≧1.5倍の増加があった場合」
>
> または
>
> 「尿量が6時間にわたって＜0.5 mL/kg/時間に減少した場合」
>
> 表　AKIの重症度分類
>
> | 病期 | 血清クレアチニン | 尿量 |
> | --- | --- | --- |
> | 1 | 基礎値の1.5〜1.9倍または≧0.3 mg/dLの増加 | 6〜12時間で＜0.5 mL/kg/時 |
> | 2 | 基礎値の2.0〜2.9倍 | 12時間以上で＜0.5 mL/kg/時 |
> | 3 | 基礎値の3倍
または
≧4.0 mg/dLの増加
または
腎代替療法の開始
または，18歳未満の患者ではeGFR＜35 mL/分/1.73 m^{2}の低下 | 24時間以上で＜0.3 mL/kg/時
または
12時間以上の無尿 |
>
> 文献3より引用．
>
> KDIGO診療ガイドラインにはこのほかにもAKIの予防と治療や透析療法に関してさまざまな提言が書いてあるため，一読することをお勧めします．

■ AKI（acute kidney injury）ってなんだ？

　AKIとはそもそも何なのであろうか？「急性の腎機能障害（または傷害されたもの）」という概念的定義が考えられるが，現時点でも明確な定義はない．しかし，それだと研究したり，比較したりするのに不便の

ため何かしらの基準を必要とした．

　以前はARF（acute renal failure）と呼ばれていた．しかし，「failure」に陥る以前の軽症でも予後を悪くすることがあったり，またARFに陥った原因による分類がなされていたがうまくまとめることができなかった．

　そこで腎臓や集中治療の専門家集団が議論をかさね，名称をAKIで統一，また定義や重症度を「クレアチニン値」と「尿量」で規定する試みが行われた．これが前述した，AKINやKDIGOであり，これでようやく統一した用語でAKIを議論することが可能となったといえる．

③ フロセミドは有効か？

チーフ早川：さて，ここで話を戻そう．確かに以前からAKIの治療として尿量を確保する目的でフロセミドを用いてきたし，今もそのような治療を行うこともあるかもしれない．でも本当にこれは有効なんだろうか？

研修医B：**今まであまり考えずにフロセミドを使用してきました**．尿量が得られなければ，透析も必要になってしまいますし．

チーフ早川：フロセミドは今まで2つの理由で有効とされてきたんだ．なんでかわかるかな？

研修医C：フロセミドはループ利尿薬なので，尿量が増えますよね．すると当然，尿細管内を流れる濾過液も増えます．

研修医A：それでAKIで産生されてしまった壊死物質が尿細管を閉塞してしまわないように増加した濾過液が洗い流してくれるんですね．

チーフ早川：そうだね．**1つは尿細管腔の閉塞を予防すること**．そしてもう1つはフロセミドはHenleのループの太い上行脚の$Na^+-K^+-2Cl^-$チャネルを抑制するよね．そこで組織の酸素要求が減るから，**低酸素のダメージを軽減できる**とされているんだ．

研修医A：こういった理由で今までAKIにフロセミドが使用されてきたんですね．

研修医B：それで実際にAKIの予防や治療に有用なんですか？

チーフ早川：もちろん昔からたくさん調べられてきたんだけど，実際は**フロセミ**

ド自体に生存率の改善や透析の回避，腎機能の回復などの有用性はないと結論づけられているよ[7].

研修医B ： じゃあ尿を増やすだけってことですか.

チーフ早川 ： そうだね．2010年にHoらによる「AKIに対するフロセミドのbenefitsとrisks」という総説があるんだけど，これによると「**尿を増やすことで溢水（体液量過剰）の治療には有効かもしれないけど，やっぱりAKIの死亡率には寄与しませんよ**」と書いてあるね[8].

研修医C ： そうだったんですね．あまり過剰な期待はできないですね.

チーフ早川 ： うん．もう一度フロセミドの使い方を見直してみて．「尿量が減少して，クレアチニンが上がったからとりあえずフロセミド」というのはあまり意味がないというのはわかったかな？

研修医A ： はい，わかりました．それでは私たちがAKIの予防や治療としてできることはあるんですか？

チーフ早川 ： 現時点では，①敗血症などの原疾患の治療を行う，②可能な限り腎毒性のある薬剤は除去する，そして③循環動態を安定化させておくということになるね.

Point

- 尿量はAKIの重症度分類で用いられており，予後因子としての役割はある
- しかし単純に尿量を増加させたり，またその手段としてフロセミドを用いてもAKI患者の死亡率の減少や，透析の回避，腎機能の回復などには寄与しないと考えられる
- 溢水（体液量過剰，hypervolemia）の解除には有用かもしれない

4 造影剤腎症のリスクと予防

研修医B ： 単純に尿量を増やせばAKIの治療になるわけじゃないんですね.

研修医C ： 以前，尿量を増やすために「renal dose」とか言って低用量ドパミンを使用することが行われていたけど，否定されたという話を聞いたことがあります.

チーフ早川 ： 2000年のANZICS trialだね．**2μg/kg/分の低用量ドパミン投与が腎機能改善や尿量増加には寄与しなかったという報告**だよね[9]．

研修医C ： はい．私も単純に尿量が増えればAKIは改善すると思ってましたけど…．でも予防という面ではどうでしょうか？ 例えば，よくあるAKIの原因としてCTやカテーテル検査で使用する造影剤による腎傷害（contrast induced nephropathy：CIN）がありますよね．フロセミドで尿量を増やせば予防になるんじゃないですか？

研修医A ： 確かに造影剤が尿細管につまってしまうのを洗い流してくれそう…．

チーフ早川 ： CINに関しては日本腎臓学会，医学放射線学会，循環器学会の共同で「**腎障害患者におけるヨード造影剤使用に関するガイドライン2012**」[10] というものが出ているのは知っているかな？ もし知らない人がいたら必ず目を通しておいてね．

Point

■ 造影剤腎症（CIN）

「ヨード造影剤投与後，72時間以内に血清クレアチニン（sCr）値が前値より0.5 mg/dL以上または25％以上増加した場合をCINと定義する」

- いまのところCIN発症のリスクファクターとして**sCrの上昇，糖尿病性腎症，脱水，うっ血性心不全，高齢，腎毒性物質（NSAIDsなど）**があげられている．
- よく「sCr値がいくつ以上では造影CTは撮るべきではない」などと臨床現場で議論されていることがあるが，現時点ではsCr値に応じた明確な線引きはない．sCrが高くなればなるほど，CINのリスクが上がることはわかっている．結局はbenefitsとrisksをよく個々の症例で話し合い，必要であれば腎臓を犠牲にせざるを得ない場合もICUではときどきある．
- ガイドライン上は「**特に，eGFRが45 mL/分/1.73 m² 未満**の患者に造影CTを行う際には，CIN発症のリスクなどを説明し，CINを予防するために造影CT前後に補液などの十分な予防策を講ずることを推奨する」との記載がある（図2）．

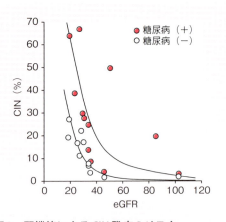

図2 腎機能によるCIN発症のリスク
CINの発症率はeGFRが低下している患者ほど高くなる．
また糖尿病を有するとよりCIN発症率が高くなる．
文献10，11より引用．

チーフ早川：ここでは「利尿薬，特にループ利尿薬の使用はCINのリスクであり，使用は推奨しない」と書いてあるよ．

研修医C：じゃあ逆に使用してはいけないんですね．

チーフ早川：脱水はCINを起こすから，利尿薬を使用するとその危険性が高くなるということだね．AKIにしてもそうなんだけど，脱水のときに使用するとより腎機能を悪化させることがあるからフロセミドの使用は難しいんだよ．

研修医B：患者さんの体液量の評価ってそれだけで難しいですものね．

チーフ早川：そうだね．ちなみにCINの予防には生理的食塩水の点滴が推奨されているから，それも覚えておいてね．

5 いつ透析を始めるか？

研修医A：AKIが進行して尿量が出なくなったときいつ透析（hemodialysis：HD）を導入すればいいんですか？ 早い方が良いんですか？

チーフ早川：必ずしもHDに限らず，ICUではCHDF（continuous hemodiafiltration）なども行われるから，まとめて**腎代替療法**（renal replacement therapy：RRT）とも呼ぶよ．RRTを開始するのはどんなときだっけ？

研修医B：高カリウム血症のときですね．

研修医C：除水したいときも行いますね．

チーフ早川：そうだね．少なくとも**①高カリウム血症，②高度代謝性アシドーシス，③溢水が強く除水を必要とするとき**はRRTの適応があるというのは覚えているよね．

研修医A：はい．

研修医B：それで，先生．この3つの適応以外にも例えばクレアチニン値が異常に高いとか，BUNが異常に高いときもRRTを導入する必要があるんでしょうか？

チーフ早川：どのタイミングでRRTを導入するかに関してBagshawらによるおもしろい報告があるよ．BUN値やクレアチニン値や，ICU入室日数でRRT導入タイミングを検討したもので，早期のRRT導入は予後を改善させる可能性はあるけど，何をもって「早期」とするかはわからないんだよね．

研修医A：じゃあ，**早期に導入するにしても何を指標にすればいいかは現時点では不明**なんですね．単純にBUNやクレアチニンが上がってきたらRRT導入というだけじゃダメなんですね．

チーフ早川：そう．これからの研究にも期待したいね．

Point

■ RRT導入の適応
　①高カリウム血症
　②高度の代謝性アシドーシス
　③溢水が強く除水を必要とするとき

■ BEST kidney studyのデータベースによるBagshawらの報告[13]
　23カ国，54のICUで1,238人のRRT導入患者を対象

- （BUN ≦ 67.8 mg/dLで導入群）vs（BUN > 67.8 mg/dLで導入群）

院内粗死亡率＝ 63.4 ％ vs 61.4 ％（P ＝ 0.48）
→差はなし
・（Cre ≦ 3.5 mg/dLで導入群）vs（Cre ＞ 3.5 mg/dLで導入群）
院内粗死亡率 ＝ 71.4 ％ vs 53.4 ％（P ＝ 0.0001）
→Cre値が低いときに導入した群で予後が悪い
・ICU入室より（2日未満で導入）vs（2〜5日で導入）vs（6日以降で導入）
院内粗死亡率＝ 59 ％ vs 62.3 ％ vs 72.8 ％（P ＜ 0.001）
→導入が遅い群で予後が悪い

おわりに

「尿量が減少した．とりあえずフロセミド」というのが無意味なだけでなく，腎機能をより悪化させる危険性があることはご理解いただけたでしょうか．ICUでは考えることがいっぱいあって大変だとは思いますが，そこが楽しいところでもあります．「少しsCr値が上昇しているけど，原疾患の改善に伴い自然と腎機能も改善している」という感じでAKIを発症したという認識がなかったり，また透析という代替手段があるため臓器のなかでは犠牲になりやすい（？）のですが，最近はICUでの**AKIの発症と長期予後の関連性**[12]も指摘されてきています．どうやら一度AKIを発症した場合，退院時に腎機能が回復していても，長期の死亡率が高まるという報告です．今後はよりAKIに注目が必要ですし，日常的によく使用するフロセミドに関しても今一度見直してみてください．

文献

1) Bellomo R, et al；Acute Dialysis Quality Initiative workgroup：Acute renal failure – definition, outcome measures, animal models, fluid therapy and information technology needs: the Second International Consensus Conference of the Acute Dialysis Quality Initiative（ADQI）Group. Crit Care, 8：R204–212, 2004（PMID15312219）
2) Mehta RL, et al；Acute Kidney Injury Network：Acute Kidney Injury Network: report of an initiative to improve outcomes in acute kidney injury. Crit Care, 11：R31, 2007（PMID17331245）
3) KDIGO Clinical Practice Guideline for Acute Kidney Injury
http://kdigo.org/home/guidelines/acute-kidney-injury/
4) 第4章3．急性腎傷害を起こす前に横紋筋融解症を治療する．「教えて！ICU　集中治療に強くなる」（早川　桂，清水敬樹/著），p149，羊土社，2013

5) Lameire N, et al : Acute renal failure. Lancet, 365 : 417-430, 2005（PMID15680458）
6) Englberger L, et al : Clinical accuracy of RIFLE and Acute Kidney Injury Network（AKIN）criteria for acute kidney injury in patients undergoing cardiac surgery. Crit Care, 15 : R16, 2011（PMID21232094）
7) Ho KM & Sheridan DJ : Meta-analysis of frusemide to prevent or treat acute renal failure. BMJ, 333 : 420, 2006（PMID16861256）
8) Ho KM & Power BM : Benefits and risks of furosemide in acute kidney injury. Anaesthesia, 65 : 283-293, 2010（PMID20085566）
9) Bellomo R, et al : Low-dose dopamine in patients with early renal dysfunction: a placebo-controlled randomised trial. Australian and New Zealand Intensive Care Society（ANZICS）Clinical Trials Group. Lancet, 356 : 2139-2143, 2000（PMID11191541）
10)「腎障害患者におけるヨード造影剤使用に関するガイドライン2012」（日本腎臓学会, 他/編），東京医学社，2012
http://www.j-circ.or.jp/guideline/pdf/2012iodine_contrast.pdf
11) McCullough PA : Contrast-induced acute kidney injury. J Am Coll Cardiol, 51 : 1419-1428, 2008（PMID18402894）
12) Lafrance JP & Miller DR : Acute kidney injury associates with increased long-term mortality. J Am Soc Nephrol, 21 : 345-352, 2010（PMID20019168）
13) Bagshaw, S. M., et al. : Timing of renal replacement therapy and clinical outcomes in critically ill patients with severe acute kidney injury. J Crit Care, 24 : 129-140, 2009（PMID19272549）

第4章 教えて！腎・感染・凝固

2. エンドトキシン吸着療法（PMX-DHP）Yes or No？

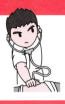

はじめに

PMX-DHP（polymyxin B immobilized fiber column direct hemoperfusion）とはポリミキシンB固定化カラムによる直接血液灌流療法のことです．敗血症患者においてグラム陰性桿菌が産生したエンドトキシンを吸着することで，血圧や全身状態の改善を狙う方法です．ICUでの研修中に一度は見たことがあるかもしれません．しかし，逆に一度も見たことがないという人もいると思います．なぜなら**PMX-DHPの有効性に関しては明確に定まっていない**ため，施設によりその使用法・頻度が全く異なるからです．PMX-DHPのほかにも，ICUでは有効性が不明（患者にとって有効かもしれないし，何も変えないかもしれないし，場合によっては有害かもしれない）な治療は多数ありますが，クリティカルな場合はチャレンジされる場面も多々あります．

Conference!

症例プレゼン

研修医A：症例は63歳男性．診断はS状結腸穿孔による汎発性腹膜炎で，緊急手術が施行されました．術後すぐにSSCGのEGDTにのっとり輸液を開始．CVPが14 mmHgまで上昇したため，MAPを観察しましたが，60 mmHg前後を推移しており，カテコラミン投与を開始しました．
起炎菌は下部消化管穿孔のためグラム陰性桿菌が考えられ，カルバペネム系抗菌薬の投与を行っております．
グラム陰性桿菌による敗血症性ショックで，持続的にカテコラミン投与を必要とするためPMX-DHPの適応かと考えます．

SSCG：Surviving Sepsis Campaign guidelines，EGDT：early goal-directed therapy，CVP：central venous pressure（中心静脈圧），MAP：mean arterial pressure（平均動脈圧）

1 PMX-DHPとエンドトキシン

研修医A：SSCGのEGDTにのっとり十分な量の輸液を行いましたが，ノルアドレナリンを0.6γと大量に必要としています．下部消化管穿孔による汎発性腹膜炎のためグラム陰性桿菌の関与が強く疑われるので，PMX-DHPの適応と考えます．

チーフ早川：そうだね．当科でのPMX-DHPの基準（後述）を満たすから，実施しよう．

研修医B：PMX-DHPって，あの特殊な**トレミキシン®（図1）というカラムに直接血液を灌流させる血液浄化法**ですよね？

チーフ早川：そうだよ．

研修医B：一般病棟では使ったことがなかったので，ICUに来てはじめて見ます．

チーフ早川：じゃあちょっと解説しよう．PMX-DHPにはトレミキシン®というカラムを使用するんだけど，これには**ポリミキシンBという特殊な抗生物質**が繊維に織り込んであって，血液がそこを通るとエンドトキシンを吸着してくれるんだ．

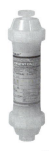

図1　トレミキシン®
画像提供：東レ・メディカル株式会社．

研修医C ：エンドトキシンって**グラム陰性桿菌の細胞壁のリポ多糖類**（LPS：lipopolysaccharide）ですよね．大学の細菌学で勉強したのを覚えています．これが原因で敗血症（sepsis）が引き起こされて，さらに進むと敗血症性ショックをきたすんですよね．

研修医B ：じゃあエンドトキシンがPMXに吸着されて血液から減ると，敗血症性ショックの治療になるんですね？

チーフ早川 ：そういうこと．もともとこのPMXは本邦で開発されたという経緯があって，PMXがエンドトキシンを吸着してくれることの根拠となった報告も日本の小玉らによってなされているよ．

研修医C ：それで実際にエンドトキシンが減ると，患者さんの予後は改善するんですか？

チーフ早川 ：うーん，実はその点はまだ不明なところがあるんだ．

Point

■エンドトキシン吸着の根拠となる文献

PMX-DHPは本邦において1994年に保険適用となった．その際には小玉らの報告が根拠となっている．報告では，重症敗血症患者42例を対象にPMX-DHPを施行したところ，血中エンドトキシン濃度は85.0 pg/mLから57.5 pg/mLに有意に減少し，また収縮期血圧も125 mmHgから133 mmHgと有意に上昇した[1]．

指導医からのアドバイス

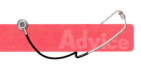

■ 敗血症とエンドトキシンとPAMPs/DAMPs

「菌血症」という病態と「敗血症」をごっちゃにしている研修医の先生をよくみかける（菌血症≠敗血症）．菌血症とは本来無菌であるはずの血液から菌が検出されること．**敗血症とは感染を起因とする全身性炎症反応症候群（systemic inflammatory response syndrome：SIRS）のことである**（必ずしも血液培養が陽性になる必要はない）．SIRSはIL-1βやIL-18といった炎症性サイトカインの過剰産生により起こる．

私たち人間が受ける外部からの危険信号（生体侵襲）は**病原体に由来する**

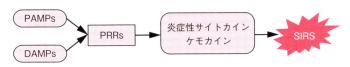

図2 サイトカインの分泌機序

PAMPs（pathogen-associated molecular patterns：病原体関連分子パターン）と，これに**反応して出現した内因性の信号である**DAMPs（damage-associated molecular patterns：ダメージ関連分子パターン）（alarmins）に分けられる．これらは**PRRs（pattern recognition receptor：パターン認識受容体）という受容体**で認識され，各種サイトカインの分泌が起こる（図2）．PAMPsの代表例としてエンドトキシン（LPS），DAMPsの代表例としてHMGB1（high mobility group protein 1）があげられる（トロンボモジュリンという薬はHMGB1に対する吸着分解作用をもつ：4章4, 185ページ参照）．

PMX-DHPはエンドトキシンを吸着し，敗血症の予後を改善させようとするものであるが，エンドトキシンは数あるPAMPsの1つに過ぎず，敗血症全体に与えている影響は少ないのではないか？という考察もある．ほかにPMX-DHPではアナンダマイドという血管拡張因子を吸着してくれるという報告もある[2]．しかし，この辺りの病態は不明な点が多く，いまだ研究途上である．

2 PMX-DHPの合併症

チーフ早川：一般論として，どんな医療行為でも基本的には副作用や合併症といったriskがあるよね．ただそれよりも患者さんの得られるbenefit（利益，有効性）の方が天秤にかけて大きければ，治療としては成立する．benefitでわかりやすくて大事なのは，死亡率を下げるといったその患

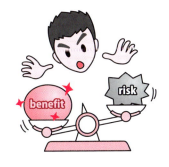

者さんの予後を改善することだよね．まずはPMX-DHPの患者予後への影響を考える前に，riskとしてどんな合併症があるかを考えてみよう．

研修医A：PMXはDHP（直接血液灌流）するので当然，血液を体外循環させることによる合併症がありますよね．

研修医B：例えば，できた血栓や混入した空気による塞栓症．それから，チューブやローラーなどの物理的刺激による血球の破壊とか．

研修医C：あとは回路で抗凝固薬を使うので，それによる出血やアレルギー反応も考えられますね．

チーフ早川：ほかにもバスキュラーカテーテル挿入に伴う合併症もあるよね．

> **Point**
> ■PMX-DHPの合併症
> ・血液灌流によるもの：**血栓塞栓，空気塞栓，溶血，出血，アレルギー，循環動態の変動**
> ・カテーテル挿入によるもの：**動脈誤穿刺，血気胸，カテーテル感染，血栓症，etc…**

　どんなに利益があるようにみえる治療でも，その合併症や副作用がより大きければ医療として成立しない．**PMX-DHPの合併症は軽くみられがちであるが，重大なものも含まれている**．PMX-DHPを施行するのはこれらの合併症よりも患者の利益が上回ると考える合理的な理由があるときに限定されるべきである．

　ほかにもPMX-DHPのデメリットとして，本治療が非常に高額である点も指摘されている．治療そのものには直接的に関係ないため本項では割愛するが，高額療養費の増大が国民的問題となっているなか決して無視できない問題である．

3 PMX-DHPと予後

研修医A：じゃあ，次にPMX-DHPが患者さんの予後を改善したという根拠を教えてほしいのですが．

チーフ早川： PMXは開発された経緯から，本邦での報告が多くなっているんだ．ただ，ほとんどの報告は実験的な内容で，患者予後についてまではあまり言及されていない．

研修医B： なるほど．

チーフ早川： そこで海外に目を向けてみると，VincentらがSOFA（sequential organ failure assessment）スコア（重要臓器の重症度評価スコア）などを検討しているけど，これでは有意差はなし[3]．

研修医C： じゃあ，患者予後を明らかに改善させたという研究はないんですか？

チーフ早川： 実はそうなんだよ．次にCruzらによる「EUPHAS trial」という試験が有名で，これはPMX-DHPが有効である可能性を示したけど，試験が途中で中断されてしまったので，結論としては中途半端で終わってしまったんだ．

研修医A： うーん，残念ですね．

> **Point**
>
> ■ **EUPHAS trial（図3，4）[4]**
>
> 緊急手術を要した腹部感染症を原因とする敗血症患者を対象とした．PMX-DHP群は34例，従来治療群は30例で，循環動態の改善（カテコラミン使用量の減少）と28日死亡率の減少が認められた（有意差はなし）．
>
> しかしこの試験，結果が良好すぎたためか中間解析の段階で倫理委員会より待ったがかかり，「結果がよいので，PMXを使わない従来治療群に不利益をもたらしてしまう」という理由で，途中で中止になった．そのままの結果をみるとPMX-DHP群で良好な結果であるが，上記の理由で**目標のサンプル数に到達していないため，正式な試験としては不十分なもの**であり，この結果をもってPMX-DHPが有用とは結論づけられない．

チーフ早川： ということで，まとめると今のところは**血中エンドトキシンの減少や循環動態改善を示した報告はあるけど，生存率を改善させたという報告はない**んだ．

研修医A： なるほど．だからPMX-DHPを積極的に行っている施設がある一方で，全く行わないという施設もあるわけですね．

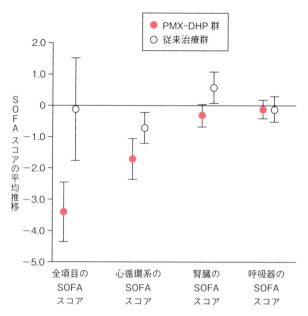

図3　PMX-DHP群と従来治療群の各SOFAスコアの平均推移
文献4より引用.

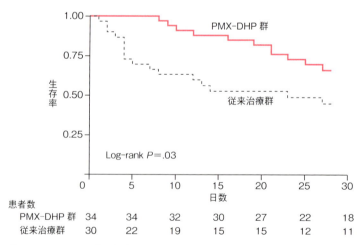

図4　PMX-DHP群と従来治療群の28日死亡率
PMX-DHP群 vs 従来治療群＝32％ vs 53％.
文献4より引用.

チーフ早川 ： そういうことだね．
研修医C ： 今後，患者さんの生存率を改善させるという研究データが出てくるということはあるんでしょうか？
チーフ早川 ： うん，いま実は複数のRCTが進行中で，そのなかにはいい結果が出るものもあるかも．期待して注目しよう．

> **Point**
>
> ■ EUPHAS trial 以降の研究
> ・EUPHRATES[5]
> 　米国で360人を対象に行われる予定．輸液蘇生後もカテコラミンを必要とする敗血症性ショックで，エンドトキシン活性が0.60 EAAunits以上の患者を対象としている．延長されて2017年7月終了予定？（こういうstudyではしばしば終了予定日は延長されることがある）．primary outcomeは28日死亡率．
>
> ・ABDO-MIX[6]
> 　フランスで243人を対象に行われる．腸管穿孔に伴う腹腔内感染症による敗血症性ショックで，手術後2時間たってもカテコラミンを必要とする患者を対象としている．primary outcomeは28日死亡率．2014年末現在において，文献化はされていないようだが，公表された内容によると，PMX-DHP群はコントロール群に比べて死亡率に差を示せなかった．PMXのカートリッジに詰まりが多いなどの問題点も指摘されており，これをもってPMX-DHPが無効と結論づけるのは早計と思われる．

4 PMX-DHPの適応

研修医B ： いままでの話からまとめると，PMX-DHPはどのような場合に導入すればいいんですか？
チーフ早川 ： エンドトキシンを吸着するわけだから，基本的にはグラム陰性桿菌の敗血症に適応があるよね．腹腔内感染症はグラム陰性桿菌が起炎菌になることが多いから，試験でも対象になっているように，PMX-DHPの良い適応と考えられているんだ．

研修医C　：PMX–DHPを行う前にエンドトキシンの量が測れればいいですね．血中エンドトキシン濃度の高い患者さんに使えばより有効そうじゃないですか？

チーフ早川：その通り．素晴らしいところに気づいたね．でも残念ながら**臨床的にエンドトキシンを測る有効な方法がまだ確立されていないんだ**．海外でも**抗LPS抗体を用いたエンドトキシン活性測定法（EAA：endotoxin activity assay）**というものが開発されたけど，まだ実用的なものではないよ[7]．

研修医C　：なかなか難しいんですね．

チーフ早川：牛丼でもできるんだから，エンドトキシン検査でも感度，特異度が高くて，早くて安いものができるはず．

研修医B　：そうですね．期待してます．

チーフ早川：いまPMX–DHPはグラム陽性球菌で使われたり，間質性肺炎の急性増悪に使われたりすることもあるよ．まだまだ実験的だけど，これにも期待したいね．

　　　　　最後に当センターでのPMX–DHPの適応を呈示するね．

Point

■当センターでのPMX–DHPの適応

グラム陰性桿菌の関与が疑われる敗血症症例
かつ
EGDTに準じて輸液蘇生を行うもカテコラミンを要する症例

（感染巣は外科手術などで除去されていることが望ましい）

　下部消化管穿孔症例や急性閉塞性化膿性胆管炎症例などでは，ほぼ確実に敗血症性ショックに至ることが予想されるため，早期にPMX–DHPを導入することが有効かもしれないが，裏付けがなく，当センター内でも意見が分かれるところである．

おわりに

　ICUではPMX-DHPに限らず，さまざまな治療法の有効性に関して議論が日々くり返されています．前述の通り，治療法のYes or Noを決定するのは，患者のbenefitがriskを上回ったときです．医学界には古くから「Do no harm（害を為すな）」というドグマがあります．得てして私たちはきらびやかな治療の有効性にばかり目がいきがちですが，その合併症・副作用といったriskからも目を背けてはいけません．これを期に，研修医の皆さんも普段行っている治療法の合併症や副作用をもう一度確認してみてください．

　またPMX-DHPに関してもいろいろと知識を深めて，自分なりの答えを出してみてください．まだ正解はありませんから．

文献

1) 小玉正智 ほか：重症敗血症に対する流血中エンドトキシン除去治療：ポリミキシン固定化カラムによる血液灌流療法．日本外科学会雑誌，96：277-285，1995
2) Kohro S., et al.：Anandamide absorption by direct hemoperfusion with polymixin B-immobilized fiber improves the prognosis and organ failure assessment score in patients with sepsis. J Anesth, 20 ： 11-16, 2006（PMID16421670）
3) Vincent, J. L., et al.：A pilot-controlled study of a polymyxin B-immobilized hemoperfusion cartridge in patients with severe sepsis secondary to intra-abdominal infection. Shock, 23：400-405, 2005（PMID15834304）
4) Cruz, D. N., et al.：Early use of polymyxin B hemoperfusion in abdominal septic shock：the EUPHAS randomized controlled trial. JAMA, 301：2445-2452, 2009（PMID19531784）
5) Dellinger, P.：Safety and Efficacy of Polymyxin B Hemoperfusion（PMX）for Septic Shock（EUPHRATES）．Clinical Trials, NCT01046669
6) Payen, D. & Robert, R.：Effects of Hemoperfusion With a Polymyxin B Membrane in Peritonitis With Septic Shock（ABDO-MIX）．Clinical Trials, NCT01222663
7) Marshall, J. C., et al.：Diagnostic and prognostic implications of endotoxemia in critical illness：results of the MEDIC study. J Infect Dis, 190：527-534, 2004（PMID15243928）

第4章 教えて！ 腎・感染・凝固

3. DICと抗凝固薬①
まずはDICの基本をおさえておこう

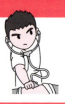

はじめに

「DIC（disseminated Intravascular coagulation：播種性血管内凝固症候群）の治療は？」って聞かれたら皆さんすぐにこう答えると思います．**「基礎疾患の治療!!」**と．確かにそれはコンセンサスです．ほかにも抗凝固薬や補充療法などDICに対しての治療はありますが，明らかなエビデンスのあるものはありません．したがってDICに抗凝固療法は行わないという施設もありますが，わが国はDICの研究が進んでおり，病態の解明，新しい診断基準や薬も開発されています．

本項ではDICとちょっと複雑な抗凝固薬についてわかりやすく説明したいと思います．あれ，夕方カンファレンスがはじまったようです．どうやら敗血症性DICの患者さんの治療をきっかけに，話がもりあがっているようです．のぞいてみましょう．

おっとその前に，まずは凝固カスケードについておさらいしておきましょう（図1）．

【図1に登場する略語】
　　AT（antithrombin）：アンチトロンビン
　　PC（protein C）：プロテインC
　　APC（activated protein C）：活性化プロテインC
　　TM（thrombomodulin）：トロンボモジュリン
　　TF（tissue factor）：組織因子

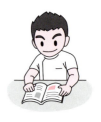

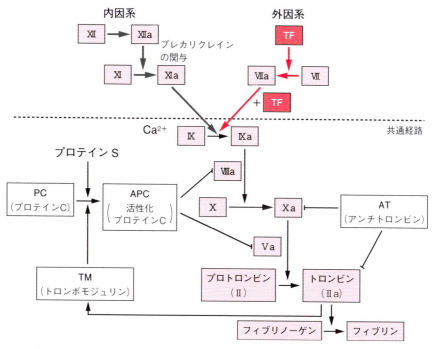

図1 凝固カスケード

凝固因子を▨で，抗凝固因子を▢で示す．なお，ローマ数字についているaは活性化（activated）を表す．基本的な凝固のカスケードはあらかじめ学んでおく必要がある．10年前とは図の形が異なっており，実はアップデートされていることがわかる．

外因系はⅦ因子またはⅦa因子が傷ついた血管の外にある組織因子（TF）と接触することにより活性化される．

内因系の活性化経路はまだ明らかになっていない部分が多いが，Ⅻ因子，Ⅺ因子，プレカリクレインなどが関与している．

共通経路に関して筆者は「Ⅸ因子とⅧ因子」，「Ⅹ因子とⅤ因子」がセットと覚えている．

Conference!

症例プレゼン

研修医A：症例は64歳男性．以前より下肢のむくみがあり，1週間前から発赤が認められるようになりました．3日前より発熱と全身倦怠感も出現し，外出が不能となりました．下肢の皮膚は部分的に黒色に変化してきて，動けなくなり救急要請，当センター搬

送となりました．下肢は一部，悪臭を伴う黒色壊死変性を認め，壊死性筋膜炎の診断です．すぐに輸液と抗菌薬の投与を開始し，下肢のデブリードマンを施行しました．
血液検査では以下のような結果が出ました．

生化学：Na 138 mEq/L, K 5.5 mEq/L, TP 4.7 mg/dL, T-Bil 2.1 mg/dL,
　　　　BUN 62 mg/dL, Cre 3.53 mg/dL, GOT 131 IU/L, GPT 79 IU/L,
　　　　LDH 347 IU/L, Amy 17 U/L, CPK 1,467 IU/L, CRP 38.0 mg/dL
血　算：白血球数 3,120/μL, Hb 13.3 g/dL, Hct 39.3％, <u>Plt 4.2万/μL</u>
凝　固：<u>PT-INR 1.38</u>, APTT 42.1秒, Fib 507 mg/dL, <u>FDP 22 μg/mL</u>

---

1 DICの診断基準

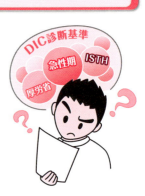

研修医A：全身性炎症反応症候群（systemic inflammatory response syndrome：SIRS）の診断基準には3項目があてはまり，血小板は4万/μL，PT-INRは1.38，FDP 22 μg/mLでスコアの合計は6点です．4点以上なので，DICと診断します．

チーフ早川：どうやって診断したの？ 何のDIC診断基準を使ったのかな？

研修医A：えっ？ DICの診断基準って1つじゃないんですか？

チーフ早川：そうだよ．今のは**日本救急医学会の「急性期DIC診断基準」**だね[1]．

研修医B：確か「旧厚生省DIC診断基準」[2] っていうのもあったと思います．

##

■ 旧厚生省DIC診断基準（表1）
　（厚生労働省ホームページより抜粋：http://www.mhlw.go.jp/new-info/kobetu/iyaku/kenketsugo/5tekisei3b03.html）

表1 旧厚生省DIC診断基準

I 基礎疾患	得点
あり	1
なし	0

II 臨床症状	
1）出血症状（注1）	
あり	1
なし	0
2）臓器症状	
あり	1
なし	0

III 検査成績	
1）血清FDP値（μg/mL）	
40≦	3
20≦ ＜40	2
10≦ ＜20	1
10＞	0
2）血小板数（×10³/μL）（注1）	
50≧	3
80≧ ＞50	2
120≧ ＞80	1
120＜	0
3）血漿フィブリノゲン濃度（mg/dL）	
100≧	2
150≧ ＞100	1
150＜	0
4）プロトロンビン時間 時間比（正常対照値で割った値）	
1.67≦	2
1.25≦ ＜1.67	1
1.25＞	0

IV 判定（注2）

1) 7点以上　DIC
   6点　　　DICの疑い（注3）
   5点以下　DICの可能性少ない
2) 白血病その他注1に該当する疾患
   4点以上　DIC
   3点　　　DICの疑い（注3）
   2点以下　DICの可能性少ない

V 診断のための補助的検査成績，所見

1) 可溶性フィブリンモノマー陽性
2) D-Dダイマーの高値
3) トロンビン・アンチトロンビンIII複合体の高値
4) プラスミン・α₂プラスミンインヒビター複合体の高値
5) 病態の進展に伴う得点の増加傾向の出現．とくに数日内での血小板数あるいはフィブリノゲンの急激な減少傾向ないしFDPの急激な増加傾向の出現
6) 抗凝固療法による改善

VI

注1：白血病および類縁疾患，再生不良性貧血，抗腫瘍剤投与後など骨髄巨核球減少が顕著で，高度の血小板減少をみる場合は血小板数および出血症状の項は0点とし，判定はIV-2に従う．

注2：基礎疾患が肝疾患の場合は以下の通りとする
　a．肝硬変および肝硬変に近い病態の慢性肝炎（組織上小葉改築傾向を認める慢性肝炎）の場合には，総得点から3点減点した上で，IV-1)の判定基準に従う．
　b．劇症肝炎および上記を除く肝疾患の場合は，本診断基準をそのまま適用する．

注3：DICの疑われる患者で「V．診断のための補助的検査成績，所見」のうち2項目以上満たせばDICと判定する．

VII 除外規定

1) 本診断基準は新生児，産科領域のDIC診断には適用しない．
2) 本診断基準は劇症肝炎のDICの診断には適用しない．

厚生省血液凝固異常症調査研究班報告（昭和62年度）
厚生労働省ホームページ（http://www.mhlw.go.jp/new-info/kobetu/iyaku/kenketsugo/5tekisei3b03.html）より引用

表2 日本救急医学会「急性期DIC診断基準」（文献3より引用）

1. 基礎疾患（すべての生体侵襲はDICを引き起こすことを念頭におく）

1. 感染症（すべての微生物による）
2. 組織損傷
    外傷
    熱傷
    手術
3. 血管性病変
    大動脈瘤
    巨大血管腫
    血管炎
4. トキシン/免疫学的反応
    蛇毒
    薬物
    輸血反応（溶血性輸血反応，大量輸血）
    移植拒絶反応
5. 悪性腫瘍（骨髄抑制症例を除く）
6. 産科疾患
7. 上記以外にSIRSを引き起こす病態
    急性膵炎
    劇症肝炎（急性肝不全，劇症肝不全）
    ショック/低酸素
    熱中症/悪性症候群
    脂肪塞栓
    横紋筋融解
    他
8. その他

2. 鑑別すべき疾患および病態

診断に際してDICに似た検査所見・症状を呈する以下の疾患および病態を注意深く鑑別する

1. 血小板減少
    イ）希釈・分布異常
        1) 大量出血，大量輸血・輸液，他
    ロ）血小板破壊の亢進
        1) ITP, 2) TTP/HUS, 3) 薬剤性（ヘパリン，バルプロ酸等），4) 感染（CMV, EBV, HIV等），5) 自己免疫による破壊（輸血後，移植後等），6) 抗リン脂質抗体症候群，7) HELLP症候群，8) SLE, 9) 体外循環，他
    ハ）骨髄抑制，トロンボポイエチン産生低下による血小板産生低下
        1) ウイルス感染症，2) 薬物など（アルコール，化学療法，放射線療法等），3) 低栄養（VitB12，葉酸），4) 先天性/後天性造血障害，5) 肝疾患，6) 血球貪食症候群（HPS），他
    ニ）偽性血小板減少
        1) EDTAによるもの，2) 検体中抗凝固剤不足，他
    ホ）その他
        1) 血管内人工物，2) 低体温，他
2. PT延長
    1) 抗凝固療法，抗凝固剤混入，2) VitK欠乏，3) 肝不全，肝硬変，4) 大量出血，大量輸血，他
3. FDP上昇
    1) 各種血栓症，2) 創傷治癒過程，3) 胸水，腹水，血腫，4) 抗凝固剤混入，5) 線溶療法，他
4. その他
    1) 異常フィブリノゲン血症，他

3. SIRSの診断基準

体温	>38℃あるいは<36℃
心拍数	>90/分
呼吸数	>20回/分あるいはPaCO$_2$<32 mmHg
白血球数	>12,000/mm^{3}あるいは<4,000/mm^{3}あるいは幼若球数>10%

	4. 診断基準			
	SIRS	血小板（mm³）	PT比	FDP（μg/mL）
0	0～2	≧12万	＜1.2 ＜秒 ≧%	＜10
1	≧3	≧8万，＜12万 あるいは24時間以内に 30%以上の減少	≧1.2 ≧秒 ＜%	≧10，＜25
2	—	—	—	—
3	—	＜8万 あるいは24時間以内に 50%以上の減少	—	≧25

DIC 4点以上

注意
1）血小板数減少はスコア算定の前後いずれの24時間以内でも可能．
2）PT比（検体PT秒／正常対照値）ISI＝1.0の場合はINRに等しい．各施設においてPT比1.2に相当する秒数の延長または活性値の低下を使用してもよい．
3）FDPの代替としてDダイマーを使用してよい．各施設の測定キットにより以下の換算表を使用する．

5. Dダイマー／FDP換算表		
測定キット名	FDP 10 μg/mL Dダイマー（μg/mL）	FDP 25 μg/mL Dダイマー（μg/mL）
シスメックス	5.4	13.2
日水	10.4	27.0
バイオビュー	6.5	8.82
ヤトロン	6.63	16.31
ロッシュ	4.1	10.1
第一化学	6.18	13.26

※ DICの診断基準としては表（2-4）があれば済んでしまう．しかし，この最後にDIC特別委員会は他の表もすべて引用するようにと勧告している〔『日本救急医学会DIC特別委員会は，「急性期DIC診断基準」の引用に際しては，表（1-5）すべてを引用するよう勧告する』〕．『表2-1以外の他の表に書いてあることもとても重要ですよ』という意味合いを感じるので，ぜひそこに注意していただきたい．

1：すべての生体侵襲はDICを起こす可能性があることを認識すること．また基礎疾患をしっかりと見極めて治療にあたることが大事である．
2：DICは同じようなデータを示す疾患があるので，それらとの鑑別をしっかりとすることが大事である．
3：DICにはSIRSの概念が非常に重要である．
　ということを委員会の方々は伝えたいのだと筆者は感じている．

チーフ早川 ： 旧厚生省DIC診断基準は1980年代からあって，長い間使われてきた伝統のある診断基準だよ．海外では比較的有名な国際血栓止血学会（International Society on Thrombosis and Haemostasis：ISTH）のDIC診断基準[3]もこれを模してつくられているんだ．それぐらい前から日本のDIC研究は優秀だったという証拠だけど，さすがに今ではいくつかの問題点も指摘されているよ．

研修医C ： 急性期DIC診断基準に比べて，旧厚生省のほうはスコアリングがちょっと複雑ですね．

チーフ早川 ： そうだね．ほかにも，肝障害があると点数が悪くなりやすいとか，敗血症性DICの早期診断に不向きとかの問題点が指摘されているよ．あと「DICは基礎疾患が先行する」というのが定義だけど，スコアリングに「基礎疾患の有無」が含まれているのって少しおかしいよね．

研修医A ： 敗血症性DICの早期診断に不向きだと困りますね．だって私たちがICUでみるDICの基礎疾患は外傷や熱傷もありますけど，敗血症性のことが多いですもんね．

研修医B ： わかりました．そこでつくられたのが日本救急医学会の「急性期DIC診断基準」[1]ってことですね（表2）．

チーフ早川 ： そういうこと．

Point

■ 日本救急医学会「急性期DIC診断基準」の特徴（文献4を参照）
- 常時診断が可能（特殊な分子マーカーなどが組み込まれていない．例えば当院ではTAT（thrombin-antithrombin complex：トロンビン-アンチトロンビン複合体）は外部注文の検査項目のため，結果がわかるまでに数日かかる．これでは患者さんの診療に適切なタイミングで反映させることはできない．この診断基準ではそれらの特殊検査項目がないため，いつでも使用することができる）
- 血小板数の項目で絶対値だけでなく，経時的な変化を取り入れた（例：24時間以内に50％以上の減少）
- 敗血症性DICに対して感度が高く，早期に診断・治療介入ができる（敗血症のDICの病型について，後述するが，線溶抑制型DICはFDPがあまり上昇しない．この診断基準ではFDP上昇が軽度であってもスコア

が比較的高得点になる）
- 点数に重症度が反映される（4点以上をDICと診断するが，4点よりも6点の場合のほうがより重症のDICと言える．点数が高いほど重症）

■ 主なDIC診断基準
　─旧厚生省DIC診断基準（表1)[2]
　─ISTH overt DIC診断基準[5]
　─急性期DIC診断基準（表2)[1]

⇒基本的にICUで敗血症の患者を対象にDIC診断基準というときは，**急性期DIC診断基準**[1] を指している．そのほかにもわが国では外科，産婦人科，小児科でDIC診断基準が作成されているが，あまり普及していない．したがって世界的には旧厚生省，ISTH，急性期の上記3つの診断基準が有名である．現在これらをすりあわせて統一したガイドライン作成なども試みられている[6][7]．

2 DICとは？

チーフ早川：さてここで，そもそもDICとは何でしょう？
研修医A：播種性血管内凝固症候群のことですよね．
研修医B：重症な基礎疾患による合併症の1つです．
研修医C：体の中で，**血が固まったり，逆に出血しやすくなったり**と矛盾した**病態をきたす**凝固の異常です．
チーフ早川：そうだね．その診断名を直訳すると，「**種をまくように小さな血栓が血管内で多発する症候群**」ということだよね．そして今重要なキーワードが出たけど，**DICには必ず基礎疾患があるのが定義**だよ．敗血症とか，白血病とか．ほかには？
研修医A：外傷や重症熱傷でもなりますね．
研修医B：あとは，癌，産科疾患，急性膵炎でもなりますよね．

Point
■ DICの基礎疾患
- 3大疾患：**敗血症，急性白血病，固形癌**
　そのほかにも：産科疾患，外傷，熱傷，血管炎などの膠原病，動脈瘤，

ショック，肝不全，急性膵炎，薬物，輸血，熱中症，横紋筋融解….
⇒ただし「**すべての生体侵襲はDICを引き起こすことがある**」というのが原則

■逆にDICと似る病態を示すので鑑別が必要な疾患

大量輸液による血液希釈，ITP（idiopathic thrombocytopenic purpura：特発性血小板減少性紫斑病），TTP（thrombotic thrombocytopenic purpura：血栓性血小板減少性紫斑病）/HUS（hemolytic uremic syndrome：溶血性尿毒症症候群），抗リン脂質抗体症候群，HELLP症候群，SLE（systemic lupus eryhtematosus：全身性エリテマトーデス），低栄養，血管貪食症候群，偽性血小板減少….
⇒カンファレンスのなかで血小板が下がっているだけでDICと診断する研修医を見かけることもある．しかし**DIC以外にも，血小板減少・PT延長・FDP上昇をきたす疾患はある**．しっかりと鑑別することも重要

チーフ早川：まずDICには基礎疾患があるということ．そしてこれにより，全身性に強い「微小血栓形成」と「出血」が起こる．「微小血栓形成」は，凝固が強く亢進する（活性化する）ことにより起こる．「出血」は凝固亢進したことで凝固因子が欠乏して消費性の凝固障害を起こすものと，程度はバラバラだけど線溶が活性化されることで起こすものがあるよ．わかりづらいかもしれないけど，とても重要だから覚えておいてね．

Point

DICの2大症状―臓器症状と出血症状

■臓器症状

・凝固亢進で，微小血栓が多発し，臓器の血管に詰まって，微小循環障害を起こすことによる
・敗血症性DICの患者は腎機能や肝機能が悪化しやすい．これは腎臓や肝臓の血管に微小血栓がたくさん詰まった結果である
・進行すると多臓器不全（multiple organ failure：MOF）に至る

■ 出血症状

① 上記による微小血栓が多発することにより、**血小板や凝固因子が消費性に減少する**。凝固因子が欠乏するので「消費性凝固障害（⇒血液が凝固しない・出血しやすい）」を起こす

② 程度はさまざまであるが、「**線溶系が亢進**」されることで出血しやすくなる

・上記①、②の理由で出血症状を起こす。特に脳出血を起こした場合はそれが患者のエンドポイントになることもあり、最悪の事態である

⇒ **血栓が多発する（凝固亢進）、そして出血する（消費性凝固障害＋線溶亢進）という矛盾した病態が同一生体内に存在するのがDICという病態**（図2）。

「凝固」/「線溶」-「亢進」/「障害」、「活性化」/「抑制」などわかりづらい言葉で表現されるため、混乱しやすいが、とても大事なので自分でもしっかりと整理しておく

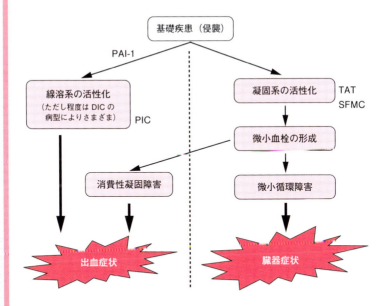

図2　DICの病態

PAI-1：plasminogen activator inhibitor-1, TAT：thrombin-antithrombin complex, SFMC：soluble fibrin monomer complex, PIC：plasmin-$\alpha 2$ plasmin inhibitor complex.

3 DICエキスパートコンセンサスによるDICの分類

研修医A：DICは微小血栓が多発したり，出血しやすくなったり矛盾した病態を呈するんですね．治療が難しいのはそのためですよね．

チーフ早川：そうだね．

研修医B：DICの治療に関してですが，欧米では基礎疾患の治療以外は一般的には行われていないという話を聞いたことがあるんですが….

チーフ早川：保険制度の関係もあるようだね．でも基礎疾患の治療というのは，言われなくてもわれわれは当たり前のようにやっているんだ．例えば，敗血症の患者に抗菌薬を使用したり，外傷患者の止血を行ったり．やらないことないでしょ？

研修医B：はい，別に言われなくともやりますね．

チーフ早川：だからDICの治療ではこれ（基礎疾患の治療）に＋αで何か有効な治療法がないかを模索しているんだ．ただ，今のところ，いくつかの有効とされる研究はあるけど，質の高いエビデンスのある薬は少ないよ．

研修医C：＋αの治療って何があるんですか？

チーフ早川：代表的なものは**抗凝固薬**だよ．この「線溶能によるDICの病型分類」という図を見てほしい（**図3**）．これは**日本血栓止血学会**による**「科学的根拠に基づいた感染症に伴うDIC治療のエキスパートコンセンサス」**[8]という，まあほとんどガイドラインのようなものの一部だよ．まずは図3の代表的疾患というところを見てほしい．

研修医C：私たちのICUでは急性前骨髄球性白血病（acute promyelocytic leukemia：APL）とか，まあ固形癌も診療する頻度は少ないです．一方，敗血症の症例はとても多いですね．

チーフ早川：そうだね．だからここからは敗血症に注目して話をするよ．**敗血症のDICの病型は「線溶抑制型（凝固優位型）」**というものだよ．反対にAPLでは「線溶亢進型」というんだけど，この図3のようにすべてのDICの凝固は一定の割合で起こり，そのうえに線溶（出血症状）がどれだけ加わるかでタイプが分かれるよ．

研修医A：私たちがよく診る敗血症は線溶抑制型だから，あまり線溶が起こらないんですね．

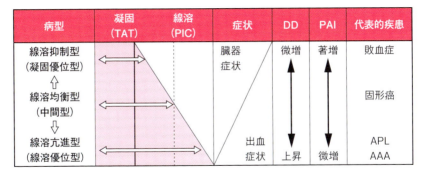

図3 線溶能によるDICの病型分類
AAA：aneurysm of the abdominal aorta（腹部大動脈瘤）
DD：D-dimer
文献8より引用

チーフ早川：だから，症状の主体は臓器症状（微小血栓による障害）になるんだよ．敗血症の患者さんってみんな腎機能や肝機能が悪くなることが多いでしょ．

研修医B：わかりました．敗血症性DICは線溶抑制型だから，出血症状というよりは臓器症状が主体なんですね．

チーフ早川：逆にAPLなんかをよく診る血液内科の先生は，DICで患者さんが脳出血を起こしてしまうことをしばしば経験するらしいよ．敗血症は臓器症状が主体なら，治療はわかるでしょ？

研修医C：微小血栓をつくらないように，抗凝固薬が有用ですね．

チーフ早川：その通り．だから敗血症性DICでは抗凝固薬の使用が検討されているというわけだ．

Point

■DICの検査

DICでは種々の検査が提出される．どれも重要な検査なので，意味合いを学んでおく必要がある．

- **FDP**：fibrin/fibrinogen degradation products．フィブリン/フィブリノゲン分解産物．フィブリンまたはフィブリノゲンが分解されてしまったことを示す
- **D-ダイマー**：D-dimer（DD）．安定型フィブリンの分解産物（フィブリノゲン分解産物を含まない）．基本的にはFDPと相関した値になり，

安定した**凝固のマーカー**である．一方で**線溶のマーカー**にもなり，乖離する場合（FDP↑かつDD→）はフィブリノゲンが強く分解されていることを示し，線溶活性が強いことを表す
- TAT：トロンビンーアンチトロンビン複合体．**凝固活性化の状態をみるマーカー**．すべてのタイプのDICでTATは上昇する（逆にTAT陰性ならDICは否定される）（正常値＜4 ng/mL）
- PIC：plasmin-α2 plasmin inhibitor complex．プラスミン-α2プラスミンインヒビター複合体．プラスミノーゲンはt-PAによりプラスミンになり，血栓（フィブリン）を分解する．**線溶活性化の状態をみるマーカー**．線溶抑制型（敗血症性DIC）ではあまり上がらず，線溶亢進型では上昇する．（正常値＜5 μg/mL）
- PAI-1：plasminogen activator inhibitor-1．プラスミノーゲンが活性化されるのを阻害する酵素．これが増加するとプラスミンの産生が低下し，**線溶が抑制される**（フィブリンが分解されない）
- SFMC：soluble fibrin monomer complex．可溶性フィブリンモノマー複合体．これは，凝固活性化の比較的早期にあらわれ，**トロンビンの生成を反映する**とされている．DICの早期診断にも有用かもしれない[9]

⇒敗血症性DICではこれらの数値がどうなるかを考える．**DICの前提となる凝固亢進はどのタイプでも起こるため当然TATは増加する．敗血症性DICではPAI-1増加による線溶抑制が起こるため，PICがあまり上がらない**，すなわち線溶抑制型DICとなる．したがって，FDPやD-ダイマーの上昇もそれほどない

おわりに

ここまででDICの2大症状および，DICの病型について学んでいただきました．敗血症性DICでは線溶抑制型DICを起こし，臓器症状が主体となる傾向にあることが理解できたと思います．本項では話にもだいぶ熱が入っているようで，2回にわたってこのテーマを取り上げたいので，ここでいったん休憩に入ります．次項はいよいよ抗凝固薬の話に入っていきますので，この休憩中にDICの基本的な部分に関してよく復習しておいてください．

1) 日本救急医学会DIC委員会：急性期DIC診断基準 Dダイマー/FDP換算表の項の改訂．日本救急医学会雑誌，24：114-115，2013
   ↑われわれがもっともよく使用するDIC診断基準．
2) 青木延雄，ほか：DIC診断基準の『診断のための補助的検査成績，所見』の項の改訂について．厚生省特定疾患血液異常症調査研究班 平成4年度業績報告集，37-41，1988
3) 丸藤 哲，他：急性期DIC診断基準—第二次多施設共同前向き試験結果報告．日本救急医学会雑誌，18：237-272，2007
4) 早川峰司，丸藤 哲：急性期DIC診断基準と治療は？ 救急・集中治療，21巻7・8号：1095-1102，2009
5) Taylor, F. B. Jr., et al.：Towards definition, clinical and laboratory criteria, and a scoring system for disseminated intravascular coagulation. Thromb Haemost, 86：1327-1330, 2001（PMID11816725）
   ↑ISTHのovert-DIC診断基準．
6) Gando, S., et al.：A multicenter, prospective validation of disseminated intravascular coagulation diagnostic criteria for critically ill patients：comparing current criteria. Crit Care Med, 34：625-631, 2006（PMID16521260）
7) Wada, H., et al.：Guidance for diagnosis and treatment of DIC from harmonization of the recommendations from three guidelines. J Thromb Haemost, 11：761-767, 2013（PMID23379279）
   ↑修正版のDIC診断基準では各種分子マーカーの導入も検討されている．
8) 日本血栓止血学会学術標準化委員会DIC部会：科学的根拠に基づいた感染症に伴うDIC治療のエキスパートコンセンサス．日本血栓止血学会誌，20：77-113，2009
   ↑「DICエキスパートコンセンサス」．とても重要な準ガイドライン的なものなので必ず読んでおきたい．
9) Watanabe, R., et al.：Good or poor responses of hemostatic molecular markers in patients with hematopoietic disorders after treatment of disseminated intravascular coagulation. Clin Appl Thromb Hemost, 9：71-77, 2003（PMID12643327）
   ↑SFMCはDICの治療効果を反映するかもしれない．

第4章 教えて！ 腎・感染・凝固

4. DICと抗凝固薬②
病態に合わせた薬の使い方

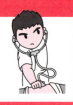

はじめに

本項ではDICに対する抗凝固薬を学んでいきたいと思います．前項でもお話ししたとおり，DICの治療は基礎疾患の治療が大事ですが，それ以外の抗凝固療法や補充療法も同様に重要であると考えます．本項では多数ある抗凝固薬を，ガイドラインや過去の論文などを通して学んでいきましょう．

Conference!

症例プレゼン

研修医A：前回に引き続き，壊死性筋膜炎の64歳男性の患者です．急性期DIC診断基準で6点だったため，DICの診断に至りました．十分な量の輸液と抗菌薬はもうすでに開始されました．あと凝固検査でATが48％であったため，DICの抗凝固療法として，AT製剤（ノンスロン®）3,000単位を投与しようと思います．

1 DICの抗凝固薬

チーフ早川：了解．抗凝固療法として，AT（antithrombin）製剤を開始するんだね．

研修医B：抗凝固といえば，やっぱりヘパリンじゃないんですか？

チーフ早川：そうだね．

表1 各種治療法の病態別推奨度

DICを病態別に分類すると，大きく無症候型，出血型，臓器障害型，その他の合併症に分けられる．それぞれの病態により適応薬剤が決まってくる．

DICの病態		基礎疾患の治療	抗凝固療A						抗線溶療法	線溶療法	補充療法	
			UFH	LMWH	DS	GM	NM	AT			FFP	PC
総合的		○	C	B2	C	B2	B2	B1#	D	D	○*	○*
無症候型	輸血基準不適合	○	C	B2	C	B2	B2	B2#	D	D		
	輸血基準適合	○	C	B2	C	B2	B2	B2#	D	D	B2*	B2*
出血型	軽度	○	C	B2	C	B2	B2	B2#	D	D		
	著明	○	D	D	D	B1	B1	B2#	C$	D	○*	○*
臓器障害型		○	C	B2	C	B2	B2	B1#	D	D		
合併症	大血管の血栓合併	○	B2	B1	B2	C	C	B2#	D	注		
	TTP合併	○	C	B2	C	B2	B2	B2#	D	D	○*	D
	HIT合併	○	D	D	D	B2	B2	B2#	D	D		D

○：コンセンサス
＃：適応は血中AT＜70％の症例に限定される．
＊：輸血基準適合症例に限定される．
注：致死的な血栓症に対しては，例外的に線溶療法が行われる場合がある．適応，投与時期・方法などは専門医に相談する必要があり，脳梗塞などでは禁忌になる場合もある．
$：抗線溶療法は専門医に相談する．
UFH：未分画ヘパリン
LMWH：低分子ヘパリン
DS：ダナパロイドナトリウム
GM：メシル酸ガベキサート
NM：メシル酸ナファモスタット
AT：アンチトロンビン
FFP：新鮮凍結血漿
PC：濃厚血小板
TTP：血栓性血小板減少性紫斑病
HIT：ヘパリン起因性血小板減少症
出血型：線溶亢進型
臓器障害型：線溶抑制型
文献1より引用．

研修医A：抗凝固薬ってヘパリンは有名ですけど，それ以外にもいっぱいありますよね．覚えきれないですよ．敗血症性DICの抗凝固薬は何を使えばいいんですか？

チーフ早川：それも「科学的根拠に基づいた感染症に伴うDIC治療のエキスパートコンセンサス」に載ってるよ[1]．表1を見てみよう．

研修医B：敗血症性DICは線溶抑制型，すなわち臓器障害型だから…．

研修医C：未分画ヘパリンは推奨度Cですね．低分子ヘパリン（low molecular weight heparin：LMWH），メシル酸ガベキサート（gabexate mesilate：GM），メシル酸ナファモスタット

（nafamostat mesilate：NM）がちょっとよくて，推奨度B2．

研修医A：アンチトロンビン（AT）が高くて，推奨度B1ですね．

チーフ早川：そう．これを踏まえて当センターではAT＜70％の敗血症性DICの症例に，AT製剤（ノンスロン®，ノイアート®，アンスロビン®P）をよく使うんだけど，実はこのエキスパートコンセンサスはちょっと古くて，2009年に発行されたものなんだよね．今は聞いたことがあると思うけど**遺伝子組換え型ヒトトロンボモジュリン製剤〔recombinant human thrombomodulin：rhTM（rTMの記載もある），リコモジュリン®〕**という選択肢もあるよ．

研修医A：「トロンボモジュリン」って聞いたことあります．

チーフ早川：最近このエキスパートコンセンサスに「追補」が出て，ここではトロンボモジュリンが推奨度B1となっているんだ[2]．

研修医B：ATと同じ推奨度ですね．

チーフ早川：そうだね．最近トロンボモジュリンが臨床的によく使用されるようになっているからこの追補が出たんだ．次に日本集中治療医学会が2013年に出した**日本版敗血症診療ガイドライン**を見てみよう[3]．

CQ4：敗血症性DICの治療薬は？
A4：未分画ヘパリン（2D*），低分子ヘパリン（2C*），ダナパロイドナトリウム（2D*），アンチトロンビン（AT Ⅲ）製剤（2C），ヒトリコンビナント・トロンボモジュリン（rh-TM）（2C*）などがある．

文献3より引用．

研修医C：未分画ヘパリンの推奨度は低めですね．一方，AT製剤は推奨2C，rhTMも2Cとやや高いですね．

指導医からのアドバイス

■ヘパリンの種類（表2）

　ヘパリン（heparin）とは分子量3,000〜35,000（平均12,000）のグリコサミノグリカンの一種である．

　ヘパリンが作用するために必要なアンチトロンビン（AT）は，トロンビンや活性化第Ⅹa因子（FⅩa：factor X activated，以下Ⅹa因子）などのセリンプロテアーゼと結合して，その作用を緩徐に阻害する．

　ヘパリンがあると，それはATと結合して，ヘパリン・AT・プロテアーゼ複合体となり，その阻害作用をすみやかに行うようになる（反応性の増強）．

　ご存知だと思うが単純にヘパリンと言ったら，それは未分画ヘパリン（unfractionated heparin：UFH）をさす．未分画ヘパリンは分子量の大きいものから小さいものまでさまざまなヘパリンを含んでいる．分子量の小さいヘパリンはATと結合し，その反応部位の高次構造を変化させて，Ⅹa因子との結合を増やす（図1A）．一方，分子量の大きいヘパリンは電荷による鋳型効果を利用して，ATとトロンビンの結合を増やす（図1B）．したがって，未分画ヘパリンは抗Ⅹa因子作用300倍―抗トロンビン作用約1,000倍であるが，低分子ヘパリンは抗Ⅹa因子作用300倍―抗トロンビン作用2倍と抗トロンビン作用が弱い（その分，不要な出血性合併症が少ない）．

- 抗Ⅹa因子/抗トロンビン比の高い薬物は，出血の副作用が少ないとされる．少ないがゼロではないため，もし出血した場合，半減期も長く，中和薬もないことから対応が困難なこともある．

- 表2以外にも抗凝固薬はたくさんある．すべて紹介したいがもはや一部はDICに適応もなく，この辺にしておく．ほかにも**ワルファリン（ワーファリン）**，エドキサバン（リクシアナ®），リバーロキサバン（イグザレルト®），アピキサバン（エリキュース®），ダビガトラン（プラザキサ®）などが有名である．さらには**アスピリン**をはじめとする**血小板凝集阻害薬**や**血栓溶解薬**というものもあり，興味のある人はぜひ調べてみてほしい．

表2 ヘパリンの種類

	未分画ヘパリン (UFH, 図2)		低分子ヘパリン (LMWH, 図2)		ヘパリン類似物質	
(商品名)一般名	ヘパリンナトリウム（ヘパリンナトリウム）	ヘパリンカルシウム（カプロシン®注, カプロシン®皮下注）	ダルテパリン（フラグミン®）	エノキサパリン（クレキサン®, 図3）	ダナパロイド（オルガラン®）	フォンダパリヌクス（アリクストラ®, 図4）
分子量	5,000～20,000	6,000～20,000	平均5,000 (2,000～9,000)	平均4,500 (3,800～5,000)	5,500	1,728
抗Xa因子/抗トロンビン比	1：1	1：1	2～5：1	4.88：1	22：1	7,400：1
半減期（時間）	0.5～1	0.5～1	2～4	3	20～25	17
用法用量	5～10単位/kg/時（実際は10,000単位/生食230 mLを10 mL/時で持続静注）	10,000単位皮下注1日2回	75単位/kg/24時間（実際は4,000単位/生食240 mLを11 mL/時で持続静注）	2,000単位皮下注1日2回	1,250単位静注1日2回	2.5 mg皮下注1日1回（腎障害患者は1.5 mg）
特記	・プロタミンで中和可能 ・ヘパリン起因性血小板減少症（HIT） ・ACT・APTTでモニター可能	・静注用と皮下注用があるため注意（主に用いるのは皮下注用）	APTTでのモニター不要	・下肢整形外科および腹部外科手術後のVTE予防 ・プロタミンで中和可能（最大60％）	DICに適応（ただし，推奨度低い）	・Xa因子阻害・ヘパリンの最小有効単位のペンタサッカライド合成化合物 ・下肢整形外科および腹部外科手術後のVTE予防

UFH：unfractionated heparin，LMWH：low molecular weight heparin，HIT：heparin-induced thrombocytopenia，ACT：activated coagulation time（活性化凝固時間），APTT：activated partial thromboplastin time（活性化部分トロンボプラスチン時間），VTE：venous thromboembolism（静脈血栓塞栓症）

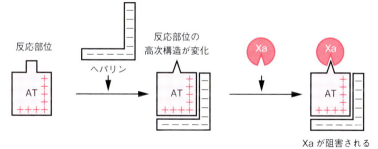

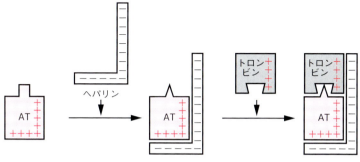

図1　分子量の違いによるヘパリンの反応機序の比較
文献4を参考に作成．

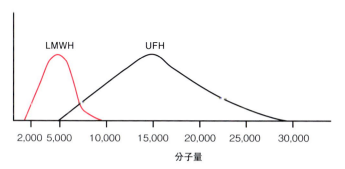

図2　未分画ヘパリンと低分子ヘパリンの分子量の比較
文献5より引用．

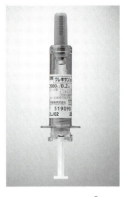

図3　クレキサン®
画像提供：科研製薬株式会社．

図4　アリクストラ®
画像提供：グラクソ・スミスクライン株式会社．

② プロテアーゼインヒビター

研修医A：以前は抗凝固薬といえば，メシル酸ガベキサート（GM，エフオーワイ®）をよく使用していました．

チーフ早川：そうだね．確かに最近はあまり使わなくなったね．この薬はメシル酸ナファモスタット（NM，フサン®，FUT）とあわせて合成セリンプロテアーゼインヒビターと呼ばれているよ．NMのほうは，いまでも**血液透析の回路内抗凝固薬**としてもよく使われるから，みんな知っているよね．

研修医B：どういうときに使われるんですか？

チーフ早川：GMとNMには共通点が多いんだけど，基本的にはどちらもATに非依存性に抗凝固活性を示すんだ．ただ**半減期が短い（数分）**から**24時間の持続点滴が必要**という煩わしさもあるよ．最近はDICに対してはあまり使われなくなって，どちらかというと**急性膵炎の治療薬**としての方が有名になっているかな．

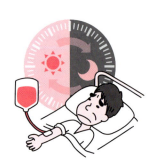

③ AT製剤は有効か？

研修医A：先ほどの日本版敗血症診療ガイドラインでは，敗血症性DICの抗凝固薬としてATとrhTMが少しだけ推奨度が高めでしたね．当センターではAT製剤をよく使いますよね．AT＜50％でノンスロン®3,000単位，ATが50〜70％では1,500単位という使い方でしたね．

研修医B：DICではどうしてATの値が下がるんですか？

研修医C：トロンビンやXa因子などの凝固因子と結合して消費されてしまうから，下がるんじゃなかったでしたっけ？

チーフ早川：うん，その通り．それ以外にもATは肝臓でつくられているから肝不全による産生低下や，血管透過性亢進による血管外への漏出，顆粒球エラスターゼによって分解されるといった機序で低下するといわれているよ．

研修医A：ATが低下すると，凝固が抑制されずに微小血栓ができてしまうから，DICではATを補充するんですね．

研修医B：ATが推奨されている理由はあるんですか？

研修医C：SSCG（Surviving Sepsis Campaign Guideline）2008では敗血症にATを投与しないようにと記載されてませんでしたっけ？[6]

チーフ早川：おおっ，ちゃんとSSCGを読んでいるのは偉いね．確かに，そのような記載があって，それは2001年の「KyberSept study」が根拠になっているんだよ．

Point

■ KyberSept study[7]

デザイン：多施設前向き無作為化二重盲検比較試験

方法：2,314人の重症敗血症患者を対象とし，30,000単位のAT製剤を4日間投与（1,157人）．コントロール群には生理食塩液または1％アルブミン液を投与（1,157人）

結果：28日死亡率に有意差なし（38.9％ vs 38.7％，$p=0.94$）．ヘパリンを併用した群では有意に出血性合併症が増加した（23.7％ vs 13.5％，$p<0.001$）．

■ 2006年のサブ解析[8]
　サブ解析で特にヘパリンを投与されていない群では90日死亡率が有意に低下した（44.9％ vs 52.5％，p＝0.03）．

チーフ早川：当初は28日死亡率に有意差もなくATは無効とされていた．けれどこの研究は敗血症を対象としていたので，敗血症にさらにDICを合併した症例にしぼると90日死亡率を改善させたと報告されたよ．ここで「おっ，意外とAT使えるかも」みたいになったんだ．

研修医A：あれ，でもこれAT投与量30,000単位ですか？　**日本よりも1桁多くないですか？**

チーフ早川：うん，やっぱり気づくよね…．すごい高用量だよね．だからこの結果をそのまま応用できるというわけではないんだけどね．**日本救急医学会が敗血症性DICを対象として，AT30単位/kgを3日間という現実的な量でRCTをやったところでは，DIC離脱率は良好な結果だったけど，28日死亡率に有意差はなかったよ**[9]．今後のさらなる研究に期待しましょう．

4 rhAPCへの疑問

研修医C：いまSSCG2008を見てみたら，**遺伝子組換え型ヒト活性化プロテインC**（recombinant human activated protein C：rhAPC）というのが推奨されていますね．**遺伝子組換え型ヒトトロンボモジュリン**（rhTM）というのは聞いたことがありますが…．

研修医B：なんですか？　このrhAPCというものは？

チーフ早川：活性化プロテインCというのは，プロテインSとともに，**Va因子やⅧa因子などの凝固因子を阻害する酵素**だよ．結果，トロンビンの生成が抑えられるので，抗凝固作用を示すというわけだ．「PROWESS（Recombinant Human Activated Protein C Worldwide Evaluation in Severe Sepsis）study」[10]でその有効性が認められて，rhAPC（drotrecogin alfa，Xigris®）が米国で認可・発売されたんだ．

研修医C ： それでSSCG2008でも推奨されているんですね．

チーフ早川 ： でも実はこの薬は，PROWESSの研究プロトコールに不自然な点があって，その効果や安全性に疑問がもたれていたんだ．結果，いくつかの追試にさらされることとなって，ENHANCE[11]，ADDRESS〔Administration of Drotrecogin alfa (activated) in Early Stage Severe Sepsis〕[12]（2,640例の中間解析で研究の終了勧告．28日死亡率有意差なし．出血性合併症がrhAPCで有意に多い．3.9％ vs 2.2％，p＝0.01）に続き，さらに2012年に「PROWESS-SHOCK study」[13] が出て，その有効性が否定される結果となった．すでにこの薬，雲行きが怪しくなって市場から撤退しているんだけど，ちょっと問題になったんだよ（日本では敗血症に未認可のまま終了となった）．

研修医A ： 効果がないばかりか，安全性も疑問があるまま承認されて使われていたなんて，そのような薬は問題ですよね．

Point

■ 文献13　PROWESS-SHOCK study（2001年のPROWESS-studyとは逆の結果）

デザイン：多施設前向き無作為化二重盲検比較試験
方法：1,697人の敗血症性ショック患者を対象として，rhAPC群とプラセボ群を比較．
結果：28日死亡率はrhAPC群とプラセボ群で有意差は認めなかった（26.4％ vs 24.2％，p＝0.31），同様に90日死亡率でも有意差を認めなかった（34.1％ vs 32.7％，p＝0.56）

チーフ早川 ： その後も，Casserlyらの後向き研究[14] やKalilらのメタ解析[15] でrhAPCは有効だって報告もちょいちょい出ているんだけど，質の高い研究でのメタ解析ではやっぱり有効性はないとされているよ[16]．まとめるとコクランレビューでも**rhAPCは死亡率低下のエビデンスもなく「使用すべきでない」と結論づけている**んだ[17]．よってSSCG2012の推奨項目からも消滅することとなったんだよ[18]．

研修医B ： 残念な研究の歴史ですね．しかもここまでに10年以上もかかって

いるのも驚きです．

5 rhTMの登場

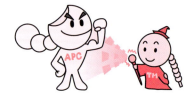

研修医A：この流れのなかで出てきたのが，rhTMなんですね．リコモジュリン®という薬をICUでも使うことがありますよね．

チーフ早川：最近の敗血症性DICにはとてもよく使われている薬だね．トロンボモジュリン（TM）はプロテインCを活性化させ，活性化プロテインC（APC）にする酵素だ．さっきのrhAPCは直接的で出血が起こりやすいのかもしれないけど，rhTMはトロンビンが存在してはじめてはたらくから（負のフィードバック），調節がされやすいのかもしれないよね．

研修医B：この薬は有効性は認められているんですか？

チーフ早川：国内の第Ⅲ相試験ではヘパリンと比べてもDIC離脱率で劣っていないとの報告だったよ（DIC離脱率66.1% vs 49.9%）．

研修医B：結果（アウトカム）が「28日死亡率」ではなくて，「DIC離脱率」なんですね．

チーフ早川：うん，そうだね．後ろ向き研究なのでエビデンスレベルは一段下がるけれど，28日死亡率が低値だったという報告もあるよ[19]．いま海外で，プラセボ対象で主要アウトカムが28日死亡率の前向き研究が進行中で，これならエビデンスレベルも高いし，結果に注目です[20]．

Point

■ 遺伝子組換え型ヒトトロンボモジュリン（rhTM，リコモジュリン®）の特徴

① プロテインCを活性化させて抗凝固作用を示す（図5）

トロンボモジュリンはトロンビンと結合して，それを修飾し，プロテインCを活性化させる（APCにする）．それはプロテインSと共同で，Va

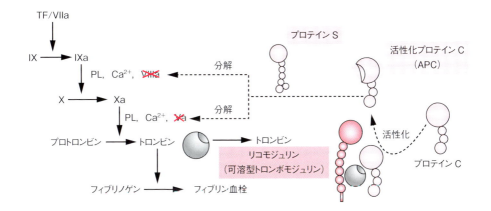

図5　リコモジュリンによるプロテインCの活性化を介する血液凝固制御
TF：tissue factor（組織因子），PL：phospho lipids（リン脂質）．
文献22より改変して転載．監修：鈴木宏治（鈴鹿医療科学大学 薬学部 教授），提供：旭化成ファーマ株式会社．

因子やⅧa因子を分解して不活化する．つまり**トロンボモジュリンは産生されたトロンビン，すなわち凝固に対する負のフィードバック機構で**ある．

② **TAFI（thrombin-activatable fibrinolysis inhibitor：トロンビン活性化線溶阻害因子）という血栓溶解阻害因子を活性化させて抗線溶作用も有する**
⇒出血症状にも有用？ ただし前項（4章3）で解説した通り，敗血症性DICでは出血症状は少ないとされる．

③ **HMGB1を吸着・中和・分解して炎症反応を抑制するかもしれない**
HMGB1（high mobility group box protein 1）とはすべての核内に存在する非ヒストン核タンパク質でDNAの構造維持や転写の際に働いているが，一方で炎症性サイトカインの誘導体でもあることが指摘されている．HMGB1は重症なDICほど多く，予後とも一致すると報告されている[21]．

④ **LPS（lipopolysaccharide：リポ多糖）と結合して，これも炎症反応を抑制するかもしれない**
要は，rhTMは抗凝固作用（①）以外にもいろいろと敗血症性DICの治療薬として優れた作用があるかもしれないということ（②～④）．

6 NETs

研修医A：敗血症性DICに対する抗凝固薬に関してはだいぶ整理できました．でも，そもそも敗血症のときにはなぜ凝固機能が亢進して，微小血栓が形成されるんですか？

チーフ早川：血栓をつくる凝固カスケードの中心にあるトロンビンの作用ってどんなものがあった？

研修医A：フィブリンを生成します．

チーフ早川：そう．でも実はそれ以外にも**トロンビンにはとても多くの生理作用がある**ことが昔から指摘されているんだ．その1つとして，**トロンビンはPAR-1（protease activated receptor-1：プロテアーゼ活性化受容体）を介して，炎症を惹起する**ことがわかっているよ．

研修医A：じゃあ，トロンビンって凝固だけでなく，炎症にもかかわっているんですね．

チーフ早川：そういうこと．

研修医B：なぜ感染時に微小血栓ができるかの質問に対してですけど…．微小血栓ができると，その先の臓器は虚血状態となって，臓器障害が起こるわけですよね．

研修医C：もしかして，細菌のような病原体が臓器に行くのを窓際で防いでいるんですか？

チーフ早川：すばらしい考察だね．その通りで，従来からそのように考えられているんだ．どうやら最近の研究によれば，**犯人（病原体）が逃げるのを防ぐだけでなく，検問のようなものを敷いて，犯人を認識・逮捕・処理しているようだよ．これを「NETs（neutrophil extracellular traps）」と呼ぶんだ．**

研修医A：ただ拡散を防ぐだけでなく，積極的にトラップして殺菌しているってことですか？ すごいシステムですね．

チーフ早川：図6は，**好中球がNETsにより病原菌をトラップして処理している写真**なんだ．有名な雑誌nature medicine（Vol.16-No.9 September 2010）の表紙にもなっているから，興味のある人はぜひ見てほしい．ボクはこの写真を見たときにとても衝撃を受けたよ．血栓中には好中球がいて，その核内からクロマチンやヒストンを

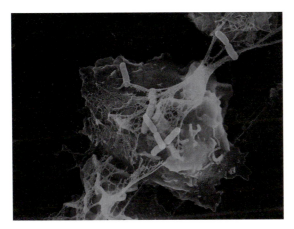

図6 NETs（neutrophil extracellular traps）（巻頭カラーアトラス⑩参照）
(C) PPS通信社
好中球がNETsにより病原菌をトラップし，処理しているところをとらえた写真である．

          出して，NETsをつくる．そして病原体を除去しようとしているんだ[23) 24)]．

研修医B：じゃあ血栓は感染を制御するための意味のあるものかもしれないということですね．

チーフ早川：そうなんだよ．**敗血症性DICでは，なぜ凝固が亢進するのか，PAI-1の産生増加により線溶が抑制されているのか，これらの血栓形成はすべて合目的なのかもしれない．**

研修医C：じゃあ，もしかして敗血症性DICに対する抗凝固薬って？

チーフ早川：うん．**生体の血栓という防御機構を私たちが抗凝固薬で邪魔しちゃっているかもしれない**ということ．DICというのはこの本来の防御機構が何らかの理由でコントロール不能状態に陥ってしまっているとして考えるなら，ある程度の抗凝固や抗炎症は有効かもしれないけど，それがどれくらい必要なのかはもちろん，まだわからない．ただ，軽症の敗血症性DICでは抗凝固薬の有効性が得られないのもそのせいかもしれないね．

研修医A：今後も敗血症性DICの抗凝固薬の研究から目が離せませんね．

研修医B：敗血症性DICはしっかりと診断して，正しい薬の選択と投与のタイミングを考えることが大事なんですね．もっともっと勉強します．

おわりに

　敗血症性DICに関する抗凝固薬の使用が有効かどうかに関してはまだ不明な部分もあります．先ほど紹介したトロンボモジュリンもAPCを産生し，抗炎症作用を示すといわれています．ただしこの経路はトロンビンによる炎症発現と同じPAR-1を介しています．すなわち同じ受容体なのに，炎症と抗炎症の両方に作用しています．この機序のように**まだまだ不明な点も非常に多いため**[25]，DICに対して紹介した薬剤を使用しないという施設もありますが，当センターでは積極的に使用するスタンスをとっています．以前は低分子ヘパリンやメシル酸ガベキサートを使用していましたが，最近はほとんどAT製剤やrhTM製剤を使用しています．しかし確かに完全に有効性のエビデンスが出ている薬剤ではありませんので，その使用に関しては慎重な姿勢が求められます．今後も，DIC先進国の本邦のICUとして，これらの分野には知識のアップデートや積極的な研究活動が望まれると思います．

文献

1) 日本血栓止血学会学術標準化委員会DIC部会：科学的根拠に基づいた感染症に伴うDIC治療のエキスパートコンセンサス．日本血栓止血学会誌，20：77-113, 2009
2) 日本血栓止血学会学術標準化委員会DIC部会ガイドライン作成委員会：科学的根拠に基づいた感染症に伴うDIC治療のエキスパートコンセンサスの追補．日本血栓止血学会誌，25：123-125, 2014
3) 日本集中治療医学会Sepsis Registry委員会：日本版敗血症診療ガイドライン The Japanese Guidelines for the Management of Sepsis. 日本集中治療医学会雑誌，20：124-173, 2013
4) Huntington, J. A.：Mechanisms of glycosaminoglycan activation of the serpins in hemostasis. J Thromb Haemost, 1：1535-1549, 2003（PMID12871289）
5) Hirsh, J., & Raschke, R.：Heparin and low-molecular-weight heparin：the Seventh ACCP Conference on Antithrombotic and Thrombolytic Therapy. Chest, 126：188S-203S, 2004（PMID15383472）
6) Dellinger, R. P., et al.：Surviving Sepsis Campaign：international guidelines for management of severe sepsis and septic shock：2008. Crit Care Med, 36：296-327, 2008（PMID18158437）
7) Warren, B. L., et al.：Caring for the critically ill patient. High-dose antithrombin III in severe sepsis：a randomized controlled trial. JAMA, 286：1869-1878, 2001（PMID11597289）
8) Wiedermann, C. J., et al.：High-dose antithrombin III in the treatment of severe sepsis in patients with a high risk of death：efficacy and safety. Crit Care Med, 34：285-292, 2006（PMID16424704）
9) 丸藤 哲 ほか：急性期DIC診断基準で診断された敗血症性DICに対するアンチトロンビンの効果．日本救急医学会雑誌，24：105-115, 2013
10) Bernard, G. R., et al.：Efficacy and safety of recombinant human activated

protein C for severe sepsis. N Engl J Med, 344 : 699-709, 2001（PMID11236773）
11) Vincent, J. L., et al.：Drotrecogin alfa（activated）treatment in severe sepsis from the global open-label trial ENHANCE：further evidence for survival and safety and implications for early treatment. Crit Care Med, 33：2266-2277, 2005（PMID16215381）
12) Abraham, E., et al.：Drotrecogin alfa（activated）for adults with severe sepsis and a low risk of death. N Engl J Med, 353 : 1332-1341, 2005（PMID16192478）
13) Ranieri, V. M., et al.：Drotrecogin alfa（activated）in adults with septic shock. N Engl J Med, 366：2055-2064, 2012（PMID22616830）
14) Casserly, B., et al.：Evaluating the use of recombinant human activated protein C in adult severe sepsis：results of the Surviving Sepsis Campaign. Crit Care Med, 40：1417-1426, 2012（PMID22430247）
15) Kalil, A. C. & LaRosa, S. P.：Effectiveness and safety of drotrecogin alfa（activated）for severe sepsis：a meta-analysis and metaregression. Lancet Infect Dis, 12：678-686, 2012（PMID22809883）
16) Lai, P. S., et al.：An updated meta-analysis to understand the variable efficacy of drotrecogin alfa（activated）in severe sepsis and septic shock. Minerva Anestesiol, 79：33-43, 2013（PMID23174922）
17) Marti-Carvajal, A. J., et al.：Human recombinant protein C for severe sepsis and septic shock in adult and paediatric patients. Cochrane Database Syst Rev, 12：CD004388, 2012（PMID23235609）
18) Dellinger, R. P., et al.：Surviving sepsis campaign：international guidelines for management of severe sepsis and septic shock：2012. Crit Care Med, 41：580-637, 2013（PMID23353941）
19) Yamakawa, K., et al.：Treatment effects of recombinant human soluble thrombomodulin in patients with severe sepsis：a historical control study. Crit Care, 15：R123, 2011（PMID21569360）
20) ClinicalTrials. gov：Phase 3 safety and efficacy study of ART-123 in subjects with severe sepsis and coagulopathy. NCT01598831
21) Hatada, T., et al.：Plasma concentrations and importance of High Mobility Group Box protein in the prognosis of organ failure in patients with disseminated intravascular coagulation. Thromb Haemost, 94：975-979, 2005（PMID16363239）
22) 図師通孝：汎発性血管内血液凝固症（DIC）治療薬トロンボモデュリンアルファ（遺伝子組換え）（リコモジュリン® 点滴静注用12800）．日本病院薬剤師会雑誌, 44：1816-1817, 2008
23) Fuchs, T. A., et al.：Novel cell death program leads to neutrophil extracellular traps. J Cell Biol, 176：231-241, 2007（PMID17210947）
24) Neeli, I., et al.：Histone deimination as a response to inflammatory stimuli in neutrophils. J Immunol, 180：1895-1902, 2008（PMID18209087）
25) Thromb Haemost, 2009

column 災害医療について

　当院(さいたま赤十字病院)は災害拠点病院であり，また指定公共機関である赤十字病院でもあります．したがって災害救護業務を本来の使命とし，災害発生時には日赤救護班，DMATなど迅速に被災者の救護にあたる重要な任務を有します．当科ではすべてのスタッフが日頃から訓練・準備をしています．2014年11月には地域のさいたまスーパーアリーナで日本赤十字社災害救護訓練を行いました．また東日本大震災をはじめ以前より実働実績をもっており，県外の赤十字病院とも協力して活動を行っています．

　今後必ず来ると想定される首都直下型地震，また南海トラフ地震においては多数の死傷者が出ると想定されており，その対策は急務ともいえます．また多様化する社会生活において，想定外の災害も発生しており，常にどのような災害にも対応できるよう日頃から各機関と相互に連携することも心がけています．

　普段は一介の集中治療医ですが，実はこのような側面も持ち合わせています．

第5章 教えて！外傷・手術

1. 傷に対する予防的抗菌薬
2. 胸腔と腹腔のドレーン
3. Damage Control Surgeryと腹部コンパートメント症候群

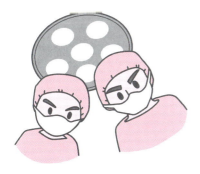

第5章 教えて！外傷・手術

1. 傷に対する予防的抗菌薬

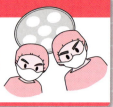

はじめに

本項は「傷」をテーマにしました．集中治療というと人工呼吸や循環管理というイメージが強いと思います．しかし，多発外傷が多く搬送される当院の救命救急センターのICUでは，傷を診る機会が非常に多くあります．そこで「傷に対する予防的抗菌薬投与」について解説したいと思います．これは明確な基準がなく，施設ごとに全く異なる使い方がされています．どれが正解というものはないので，当センターでの施設基準を紹介しながら話を進めていきたいと思います．「傷」を毎日診ることの重要性を話したいと思います．なお，今回出てくる抗菌薬は表1にまとめました．

表1　今回出てくる抗菌薬

分類	一般名	記号	商品名
βラクタマーゼ阻害薬配合アミノペニシリン	アンピシリン・スルバクタム	SBT/ABPC	ユナシン® スルバシリン®
βラクタマーゼ阻害薬配合抗緑膿菌ペニシリン	タゾバクタム・ピペラシリン	TAZ/PIPC	ゾシン®
第1世代セフェム	セファゾリン	CEZ	セファメジン®
第3世代セフェム	セフトリアキソン	CTRX	ロセフィン®
カルバペネム	メロペネム	MEPM	メロペン®
アミノグリコシド	アミカシン	AMK	アミカマイシン®
モノバクタム（抗MRSA薬）	バンコマイシン	VCM	塩酸バンコマイシン

Conference!

症例プレゼン

研修医A：症例は24歳男性．バイクの単独事故で受傷しました．意識 E3V4M6/GCS，血圧 80/60 mmHg，心拍数 120/分，全身に

冷汗が感じられ，橈骨動脈の触知が弱いです．Primary Survey でA，Bは問題なく，CのポータブルX線で不安定型骨盤骨折を認めます．また左大腿骨開放骨折があり，出血を認めたため圧迫止血を行っています．急速輸液を行い，輸血も投与．反応して血圧が上昇したため，TAE（transcatheter arterial embolization：経カテーテル動脈塞栓術）を施行しました．

左大腿骨開放骨折に対しては，整形外科の医師をコールして緊急手術の予定です．**開放骨折の感染予防目的にセファゾリン（CEZ）2 gおよびアミカシン（AMK）750 mgの静脈投与**を行いました．

1 開放骨折に対する予防的抗菌薬投与

研修医A：本症例での抗菌薬の投与は適切だったでしょうか？ 開放骨折に対して予防的に2剤併用で抗菌薬を投与しましたが．

チーフ早川：開放骨折の場合は骨折の周囲の軟部組織感染や骨髄炎のリスクが考えられるからね．

研修医B：いつも開放骨折というと抗菌薬2剤併用で使うことが多いですよね．

研修医C：でも開放創がすごく小さい場合は抗菌薬1剤ですませることもあるよ．

研修医A：これって何か参考にするものはあるんですか？

チーフ早川：開放骨折の創部の評価には「Gustilo分類」というものをよく使うんだけど知っているかな（表2）？ 1 cm以下の汚染の少ない開放骨折はType Ⅰ，逆に10 cmくらいの傷で汚染の強いものをType Ⅲと分類しているよ．**感染症の発症率**はType Ⅰで0〜2％，Type Ⅱで2〜10％なのに対してType Ⅲでは10〜50％と非常に多いとされているんだ[1]．

研修医A：やっぱり傷が大きくて，汚染度が高いと感染率も高くなるんですね．じゃあ開放骨折の場合はこの分類をもとに予防的抗菌薬を考えればいいんですね．

チーフ早川：Type Ⅲになるとグラム陰性桿菌の感染率が高くなるようだね[2]．そ

の場合はセファゾリンにアミカシンなどを加えて2剤併用が好ましいと考えられているよ．

Point

■ Gustilo分類（表2）

Type Ⅰ＜Ⅱ＜Ⅲと創部の汚染度が上昇する．

表2　Gustilo分類

Type Ⅰ	1 cm以下の開放創．汚染を認めない（図1）．
Type Ⅱ	開放創は1 cmを超えるが，広範な軟部組織損傷や剥皮創を認めない
Type Ⅲa	軟部組織損傷は大きいが，骨折部を適切に軟部組織で覆える場合
Type Ⅲb	骨露出を伴う広範な軟部組織損傷合併例．高度な汚染（図2）
Type Ⅲc	動脈損傷を合併する場合

文献3，4を参考に作成．

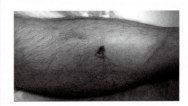
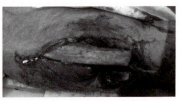

図1　Gustilo Type Ⅰ
（巻頭カラーアトラス11参照）
開放創は1 cm程度で汚染を認めない．同部位に骨折を認めている．

図2　Gustilo Type Ⅲb
（巻頭カラーアトラス12参照）
広範囲に軟部組織が損傷しており，骨露出部も多い．交通外傷で創部に泥もついている状態であった．入念な洗浄が必要である．

■ 開放骨折に対する予防的抗菌薬投与例（Gustilo分類で考える）

Type Ⅰ，Ⅱ →セファゾリン　（CEZ）　1回2 g 1日4回（3日間）
Type Ⅲ　　→セファゾリン　（CEZ）　1回2 g 1日4回
　　　　　　＋アミカシン　（AMK）　1回750 mg 1日1回（3日間）

※MRSA感染のリスクが高い場合はバンコマイシン（VCM）などの投与も検討する

※抗菌薬は受傷後できるだけ早く，できれば3時間以内に投与されることが望ましい．ただし最も大事なのは受傷早期に，かつ念入りに創部を洗

浄することである

※上記の抗菌薬のチョイスはあくまでも当科での使用例である．絶対的なものではないので，おのおのが施設基準などを確認していただきたい

2 頭部外傷に対する予防的抗菌薬投与

研修医A：四肢の開放骨折はGustilo分類を参考にするということはわかりました．ついでにほかの傷に対する予防的抗菌薬について教えてほしいのですが．

チーフ早川：もちろん．

研修医A：四肢ではなくて，頭部の開放骨折の場合はどうでしょうか？ 高エネルギー外傷ではしばしば，頭部挫創とその下の頭蓋骨骨折をみることがあります．

チーフ早川：なるほど，頭部開放骨折ね．頭部に関しては注意が必要で，四肢とは開放骨折の定義が少し異なるんだ．四肢の開放骨折とはどんなものかな？

研修医B：体表の傷があって，骨折部が外界と通じている場合ですよね．

チーフ早川：そうだね．でも頭部の場合は頭蓋骨の骨折が見えているだけでなくて，その下の**硬膜が損傷している場合（脳実質が外界と通じている場合）を「開放骨折」として考える**よ．

研修医C：損傷が硬膜まで及んでいるかが重要なんですね．

チーフ早川：この場合はもちろん**可及的すみやかに洗浄とデブリドマン，そして硬膜の修復を行う**んだ．抗菌薬の投与に関してはやはり一定の見解はないんだけど，近いものとしてBritish Society of Antimicrobial Chemotherapyのガイドラインにある頭部銃創をはじめとした穿通性頭部外傷が参考になるよ[5]．

研修医B：頭部の銃創は日本ではまずみないですけど，開放骨折という点では確かに近いものがありますね．

チーフ早川：このガイドラインでは第2世代セ

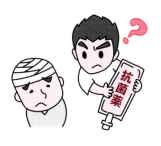

フェムのセフロキシムやメトロニダゾールの静注（国外の各種ガイドラインで推奨されている嫌気性菌感染症治療薬である．本邦には今までメトロニダゾールの静注薬がなかったものの，2014年7月にファイザー社よりアネメトロ® という商品名で製造販売承認された[6]）が推奨されているよ．ただ実際この静注薬は普段あまり使い慣れていないので，当センターでは**髄膜炎の抗菌薬のチョイスにのっとって，第3世代セフェムのセフトリアキソン（CTRX）を投与することが多いね**．

研修医C：硬膜まで損傷してしまう開放性の頭部外傷までいかなくても，例えば頭蓋底骨折の場合はどうしますか？抗菌薬は必要ですか？

研修医B：たしかに頭蓋底骨折ならば症例の数も多いですよね．

チーフ早川：頭蓋底骨折は頭蓋骨骨折の4分の1くらいあるとされているよ．特に気脳症や髄液漏がある症例は感染が心配になるよね（図3）．

研修医C：そうです．髄液漏も開放性頭部外傷ほどではなくとも，感染のリスクは高いはずです．

チーフ早川：たしかに**前頭蓋底骨折で髄液漏がある場合には髄膜炎の発症が7〜30％に認められるとされていて，これは意外と多いよ**[7]．ただ**髄液漏のある頭蓋底骨折に対して予防的に抗菌薬を使用しても残念ながら髄膜炎の発症率は下がらなかったんだ**（抗菌薬投与 vs 非投与群での髄膜炎発症＝4/51 vs 6/41人，OR 0.44, 95％CI＝0.09〜

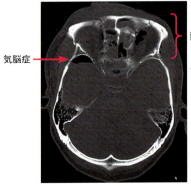

図3　頭蓋底骨折と気脳症
本症例は頭蓋底（前頭蓋窩から中頭蓋窩にかけて）に多発する骨折を認め，気脳症（→）を合併している．また髄液漏も伴っていた．

研修医B ： えー残念ですね．

チーフ早川 ： だから今のところ，**髄液漏を伴う頭蓋底骨折に対してルーチンな抗菌薬投与は行わない**というのが一般的な考え方だね．

Point

■頭部外傷に対する予防的抗菌薬投与例

- 開放性頭部外傷，穿通性頭部外傷
  → セフトリアキソン（CTRX）1回1g 1日2回（3日間〜）
  〔MRSA感染のリスクが高い場合はバンコマイシン（VCM）などの併用も検討する〕
- 髄液漏（または気脳症）を伴う頭蓋底骨折
  → 原則として抗菌薬の予防的投与は行わない（汚染が強い場合などは使用することもある）

3 穿通性腹部外傷への予防的抗菌薬投与

研修医B ： 以前，自殺目的に包丁で腹部を刺した症例を経験しました．緊急で試験開腹術になりました．この場合も予防的抗菌薬は必要ですか？

チーフ早川 ： 穿通性の腹部外傷に対する予防的抗菌薬だね．先生の経験した症例では抗菌薬は使用した？

研修医B ： 開腹術では腸管の損傷は認められなかったので，創部は洗浄縫合して終了しました．確か抗菌薬は術前に1回使用したのみですね．

チーフ早川 ： 本邦では頭部と同じく銃による外傷は少なくて，包丁やナイフによる腹部刺創がほとんどだよね．少し古いけど1972年のFullenらの報告があるよ．ここでは穿通性腹部外傷で腸管損傷があった症例に抗菌薬を術前，術中，術後に投与したところ，感染症発症率がそれぞれ11％，57％，70％となっていたので，**術前より抗菌薬を投与した方がよい**と結論づけているよ[9]．

研修医A ： 抗菌薬の種類は何を選びますか？

チーフ早川 ： バクテロイデスや大腸菌を対象としてアンピシリン・スルバクタム

(SBT/ABPC）を使用することが多いよ．一方で第1世代セフェムや第2世代セフェム，さらには緑膿菌リスクがある場合はメロペネム（MEPM）やタゾバクタム・ピペラシリン（TAZ/PIPC）が使用されることもあって**一定の決まりはないんだ**．

研修医B：じゃあこれに関しても結論はないんですね．

> **Point**
>
> ■ 穿通性腹部外傷に対する予防的抗菌薬の研究
> - **Fullenらの報告**[9]…開腹術を施行した穿通性腹部外傷への抗菌薬の投与タイミングに関して検討した．
>   術前投与 vs 術中投与 vs 術後投与での感染発症率＝7％ vs 33％ vs 30％
>   さらに腸管損傷を合併していた場合
>   術前投与 vs 術中投与 vs 術後投与での感染発症率＝11％ vs 57％ vs 70％
>   →**結論：抗菌薬は術前に投与した方がよい**
> - **Hookerらの報告**[10]…メタ研究でβラクタム剤単独とアミノグリコシドを含む2剤併用を検討　→**結論：予防的抗菌薬は単剤投与でよい**
> - **Kirtonらの報告**[11]…予防的抗菌薬の投与期間に関して二重盲検RCTで調査
>   SBT/ABPCを24時間投与 vs 5日間投与したときのSSI（surgical site infection：手術部位感染）発症率＝10％ vs 8％（$p=0.74$）
>   →**結論：予防的抗菌薬投与は24時間の投与でよい**
>
> ■ 穿通性腹部外傷に対する予防的抗菌薬投与例
> 腸管損傷がなかった場合　→CEZ or SBT/ABPC　術前に1回投与
> 腸管損傷があった場合　→SBT/ABPC
> 　リスクが高い場合はMEPMやTAZ/PIPCがチョイスされることが多い．
> 　24時間の投与で十分とされるが，実際はそれ以上の期間（3日間など）投与されることが多い．

４ 傷を診ることの重要性

研修医A：ほかにも傷に対して予防的抗菌薬を使用することはありますか？

チーフ早川：いままで開放骨折や頭部外傷，腹部外傷など重症なものについて話したけど，挫創や切創といったいわゆる体表の「傷」について考えることも大事だよ．こういった体表の傷に対する抗菌薬投与は主治医判断で汚染度が強いと思ったら第1世代セフェムを投与することが多いね．

研修医B：すべての挫創に対して使用するわけではないんですね．

チーフ早川：うん．傷口がキレイで，それほど深くない場合は抗菌薬は使用しないよ．それよりも**挫創や切創といった傷はたくさんの水を使ってしっかりと洗浄することの方が大事**．

研修医C：予防的抗菌薬よりも洗浄の方が大事ってことですか？

チーフ早川：うん．あくまでも抗菌薬はオマケと考えた方がいいと思うね．とにかく**大量の水で洗浄して，泥や小さな破片はしっかりと落とすこと**．汚染がなかなか取れないときは，最初だけブラシを使用したり，傷が深くて広い場合はジェット洗浄を使うこともあるよ（図4）．

研修医A：とにかくよく洗うんですね．

チーフ早川：そう．**できるだけ受傷早期にキレイにすることが基本**だね．

研修医B：わかりました．

チーフ早川：あと最初も大事だけど，その後も放置しないで**毎日傷を診ることがとっても重要**．多発外傷でICUに入院する患者さんはほかにも大きな受傷部位があって，体表の細かい傷は後回しにされがちだけど，気付いたら小さな創部が感染していたなんてこともあるから気をつけてね．

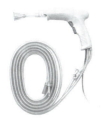

図4　ジェット洗浄用器具
　　　（整形外科手術ではよく使用されている）
パルス式洗浄器パルサバックプラス
（ジンマー社　Pulsavac® Plus Wound Debridement System）

研修医C：たしかにICUでは脳挫傷や肺挫傷はとても注意深く評価しますが，体表の小さな傷は放置されてしまうことがありますね．注意します．

チーフ早川：小さな傷も無視できないからね．ポイントは毎日しっかり洗浄して，**創部の離解や感染がないかをチェックすること．そして傷は写真に記録して，診療録に評価を記載する．さらにカンファレンスなどで細かい傷もちゃんと報告することも大事**だね．

研修医A：はーい，わかりました．

指導医からのアドバイス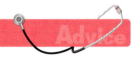

■ pictureの重要性　〜心には愛を，ポケットにはデジカメを〜

　ICUでは予想外に皮疹が出現したり，ドレーンの性状が変化して緊急手術に…なんてことも少なくない．例えばドレーンの排液が「赤い」とか「汚い」といってもそれは主観であり，ほかの医師には伝わりにくいこともある．そこでぜひ習慣づけたいのが，**picture（写真）を撮ること**である．百聞は一見にしかず．写真で見せれば性状がすぐに伝わるだけでなく，**毎日撮れば日々の変化の記録にもなる**．ICUのなかだけでなく，一般病棟でも積極的に写真に記録する．

- 毎日撮影する（変化も重要）
- 少し離れめで全体像を撮る（近すぎると解剖学的位置がわかりづらい）
- フラッシュはたかない方がキレイなことが多い
- 写真はその日のうちにパソコンに保存し，カンファレンスなどで供覧できるようにする（個人情報のため外部には持ち出し禁忌），印刷して診療録に貼る
- 意識のある患者さんには「記録のために」と了承を得てから撮影する（何も言わずに突然撮られたら不快に思われてしまう）

　撮影するものは皮膚所見，ドレーン排液や穿刺液，創部，傷（洗浄縫合の前後で），褥瘡や熱傷などなど多岐にわたる．シャッターチャンスはいつあるかわからないので**常にポケットに仕事用デジカメを入れておく**（現時点ではスマホなどでの撮影はふざけていると思われる可能性があるので禁忌）．

おわりに

　当センターでは多発外傷患者が多く，今回は傷に対する予防的抗菌薬に関して話しました．予防的抗菌薬に関しては意外と教科書に書いていないことも多く，その投与方法も施設によりまちまちです．当センターでの投与方法も紹介しましたが，ぜひ皆様の自施設でどうしているのか確認してみてください．

　もう1点は「傷」を毎日診る重要性を話しました．**致命的で重症な外傷を優先的に治療するのは当然ですが，細かい傷もしっかりと診ることが大事**です．そこまでケアできてはじめて集中治療だと思いますのでぜひがんばってください．

文献

1) Zalavras, C. G., et al.：Management of open fractures and subsequent complications. Instr Course Lect, 57：51-63, 2008（PMID18399570）
2) Vasenius, J., et al.：Clindamycin versus cloxacillin in the treatment of 240 open fractures. A randomized prospective study. Ann Chir Gynaecol, 87：224-228, 1998（PMID9825068）
3) Gustilo, R. B. & Anderson, J. T.：Prevention of infection in the treatment of one thousand and twenty-five open fractures of long bones: retrospective and prospective analyses. J Bone Joint Surg Am, 58 ： 453-458, 1976（PMID773941）
4) 「改訂第4版 外傷初期診療ガイドラインJATEC™」（日本外傷学会・日本救急医学会/監，日本外傷学会外傷初期診療ガイドライン改訂第4版編集委員会/編），へるす出版，2012
5) Bayston, R., et al.：Use of antibiotics in penetrating craniocerebral injuries. "Infection in Neurosurgery" Working Party of British Society for Antimicrobial Chemotherapy. Lancet, 355：1813-1817, 2000（PMID10832851）
6) ファイザー株式会社 嫌気性菌感染症治療剤「アネメトロ®点滴静注液500 mg」製造販売承認を取得：
http://www.pfizer.co.jp/pfizer/company/press/2014/2014_07_04.html
7) Kral, T., et al.：Diagnosis and treatment of frontobasal skull fractures. Neurosurg Rev, 20：19-23, 1997（PMID9085283）
8) Ratilal, B., et al.：Antibiotic prophylaxis for preventing meningitis in patients with basilar skull fractures. Cochrane Database Syst Rev：CD004884, 2006（PMID16437502）
9) Fullen, W. D., et al.：Prophylactic antibiotics in penetrating wounds of the abdomen. J Trauma, 12：282-289, 1972（PMID5018409）
10) Hooker, K. D., et al.：Aminoglycoside combinations versus beta-lactams alone for penetrating abdominal trauma: a meta-analysis. J Trauma, 31：1155-1160, 1991（PMID1831511）

11) Kirton, O. C., et al. : Perioperative antibiotic use in high-risk penetrating hollow viscus injury: a prospective randomized, double-blind, placebo-control trial of 24 hours versus 5 days. J Trauma, 49 : 822-832, 2000（PMID11086771）

第5章 教えて！外傷・手術

2. 胸腔と腹腔のドレーン

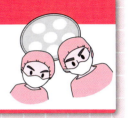

はじめに

　本項では胸腔と腹腔のドレーンに関して概説したいと思います．ドレーンというと脳室ドレーンというものも思いつきますが，今回は扱う頻度が高い胸と腹にしています．ここでドレーンの基礎と実践を学びましょう．外傷や手術後などICUではドレーンはとてもよく使用されます．研修医の先生はぜひベッドサイドでドレーンに注目してみてください．その排液の量や性状は患者さんの治療方針に大きな影響与えることもあるぐらい重要なものです．人工呼吸器設定や薬剤も重要ですが，少し地味に感じるドレーン管理というものも実はすごい大事ですからね．

Conference!

症例プレゼン

研修医A：症例は38歳男性．歩行者vs乗用車の交通事故で受傷されました．左血気胸と骨盤骨折の診断です．左血気胸に対しては救急外来で緊急に第5肋間中腋窩線で32Frのトロッカーチューブを胸腔ドレーンとして挿入しています．当初排液は1日200 mL血性でしたが，徐々に排液量も減少，性状もクリアになってきました．本日第4病日ですが，看護師より排液がなくなってきたとの報告があり，本日抜去可能かと考えます．

1 胸腔ドレーンの抜去？

チーフ早川：排液がなくなったから，胸腔ドレーンを抜去できると考えたんだね？

研修医A：そうです．

チーフ早川：排液は具体的に1日何mLぐらいになったのかな？

研修医A：いや，看護師さんから聞いただけで，具体的な量まではチェックしていませんでした….

チーフ早川：それじゃあ，**エアリークの有無**も確認していないかな？ それもすごい重要だからベッドサイドに今すぐ一緒にチェックしに行こう．

研修医A：はい，お願いします．

〜しばらくして〜

チーフ早川：排液は50 mL/日で性状も黄色透明だからOKだね．当科での**抜去の基準はおおむね100 mL/日（2 mL/kg/日）以下で抜去可能**としているからね．あとはエアリークがなくなっていたから，**すぐに胸部X線撮影をオーダー**してください．

研修医A：はい，わかりました．

チーフ早川：なんでX線を撮るかわかる？

研修医B：うーん，なんででしょうか….

チーフ早川：エアリークがなくなったのは気胸が改善していることによるものなら何も問題はないんだけどね．でも実は気胸は改善していないで，トロッカーチューブがなんらかの原因で閉塞してしまっていたらまずいんだ．この場合，空気が胸腔に溜まってしまうと最悪の場合，緊張性気胸になってしまうこともあるからね．

研修医C：なるほど，チューブの閉塞を否定するために胸部X線写真で気胸腔がちゃんとなくなっていることを確認するんですね．

チーフ早川：そう．エアリークが急に止まったらX線でチェックするようにね．

Point

■ 胸腔ドレナージ（トロッカー）（図1）

- 呼吸性変動：呼吸とともに水面レベルが上下する現象．トロッカーチューブが正常に機能していることを表している．
- エアリーク：胸腔内の空気の漏れ．基本的に気胸の際に肺を経由して出てくる病的な空気．エアリークが止まったら，①気胸が改善している or ②トロッカーチューブが閉塞している　ことが考えられる（図2）．すぐに胸部X線で確認を行う．

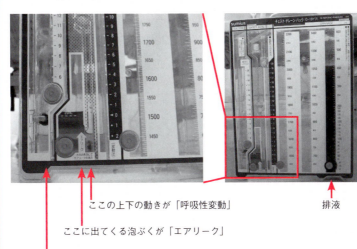

ここの上下の動きが「呼吸性変動」

ここに出てくる泡ぶくが「エアリーク」

ここに出る泡ぶくをエアリークと勘違いしないように．これはあくまでも吸引圧による泡

排液

図1　胸腔ドレーン用の陰圧システムパックの一例
　　（巻頭カラーアトラス13参照）

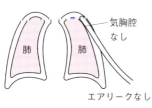

①気胸が改善
気胸腔なし
エアリークなし
→トロッカーチューブ抜去可能

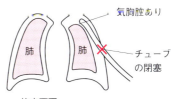

②トロッカーチューブ閉塞
気胸腔あり
チューブの閉塞
→抜去不可
（最悪の場合，緊張性気胸になる）

図2　エアリークが止まったら

チーフ早川 ： 当センターで胸腔ドレーンを挿入するもので多い疾患は何かな？
研修医A ： 外傷です．
チーフ早川 ： そうだね．血気胸によるものが多いね．血胸は穿通性の外傷以外にも，鈍的外傷として肺挫傷も多いし，あとは肋間動脈をはじめとした血管損傷の場合もあるよ．稀だけど，心損傷や横隔膜損傷も重症化するから重要だね．まあいろいろな理由で血胸や気胸になるんだけど，どちらも治療の第一選択は胸腔ドレナージだよね．
研修医B ： はい，外傷の場合は32Frのトロッカーチューブを挿入します．
研修医C ： 細いトロッカーチューブだと血液が凝固して，すぐにつまってしまいますもんね．
チーフ早川 ： うん．もしつまってしまったら「呼吸性変動」が消失するからエアリークと一緒にいつもチェックするようにしておいてね．16Frとかストローみたいに細いトロッカーもあるんだけど，気胸のときはいいけど，血液があるとすぐにつまってしまうから，**「外傷は基本的に32Fr（体格が小さい場合は28Frでも可）」**と覚えておいて．
研修医A ： わかりました．
研修医B ： **胸腔ドレーンは排液量と性状だけではなくて，エアリークや呼吸性変動のチェックも重要**だということがわかりました．

Point

■ 胸腔ドレーンの排液への対応

胸腔ドレーンの排液減少	胸腔ドレーンの排液増加
・ドレーンの排液が減少してきた→**抜去可能か？**	・**血性排液の増加**
排液量が2 mL/kg/日以下　かつ　エアリークなし　かつ　性状が黄色透明 を満たす場合は抜去可能と考える．慎重に行く場合は24時間程度水封（water seal）にして，X線をチェックした後に抜去する．	外傷では出血の持続が考えられる．特に出血性ショックの場合は危険．TAEのみでは止血が達成されない場合もある．下記の血胸に対する開胸術の適応を参考に，開胸による根治的な止血術を考慮する．
・ドレーンのエアリークが消失した	・**膿性排液の増加**
気胸が改善していればいいが，チューブの閉塞も考えられる．すぐに胸部X線で気胸腔が消失しているかを確認する．	排液が濁ってくる，悪臭がする場合は膿胸の悪化などが考えられる．チューブを2本挿入して持続的生理食塩液の灌流による洗浄を行ったり，開胸術を考慮する必要がある．
・呼吸性変動が消失した	・**白濁した排液が増加**
なんらかの理由でドレナージがされていないことを示している．気胸自体が改善し，胸壁や葉間にチューブ先端がくっついてしまうことが多い．これは肺虚脱が改善していることを示している．ほかにもチューブが折れていたり，チューブ内が血液で閉塞してしまっている，はたまたチューブ先端が胸腔外に出てしまっていることもある．いずれにしてもチューブ自体はそのまま留置していても意味がないので，抜去（必要なら再挿入）を検討する．	手術や外傷などで胸管から乳びが漏出している状態を「乳び胸」と呼ぶ．胸水は中性脂肪やコレステロール値が高く，白濁しているのが特徴．腸管から吸収された脂肪が漏出するため，食事開始後に白濁するという点も診断に参考になる．絶食により管理するが，サンドスタチンなどの投与や胸管結紮術などの外科的処置が必要となることもある．

血胸に対する開胸術の適応
①胸腔ドレナージ施行時1,000 mL以上の血液を吸引
②胸腔ドレナージ開始後1時間で1,500 mL以上の血液を吸引
③2～4時間で200 mL/時以上の出血の持続
④持続する輸血が必要

文献1より引用．

2 腹腔ドレーンの位置

研修医A：胸腔ドレーンの観察ポイントはわかってきました．あとは術後の患者さんだと腹腔にドレーンが入っていることも多いですが，何か観察ポイントはありますか？

チーフ早川：そうだね．今日はせっかくドレーンの話になったから，腹腔ドレーンに関しても学んでみよう．とても大事なものなんだけど，意外と教科書には書かれていないことが多いんだよね．腹腔ドレーンはさまざまな患者さんで使用されているけど，どのような目的があるのかな？

研修医C：腹腔内に膿瘍腔などができているときに，その中の膿瘍を排出させて治療する目的で入れます．

チーフ早川：「**治療的ドレーン**」というやつだね．そもそも感染症治療の3本柱は抗菌薬，ドレナージ，支持療法といわれているよね．いくら抗菌薬を投与しても膿瘍腔などがあれば，その中にまで薬剤は届かないから，根治を目指してドレナージが必須だよ（このように膿瘍腔をドレナージしたり，壊死部分を切除したりと根本原因（感染巣）を治療することを「**Source Controlする**」という．かっこいいのでカンファで使用してみよう．逆に根本原因を解決できずに抗菌薬のみいっている状態を「Source Controlできていない」という）．

研修医B：ほかには外傷や手術後などに，出血していないか？または腸吻合部が縫合不全を起こして，腸液が漏れてこないかなどをチェックする目的もあると思います．

チーフ早川：そうだね．「**情報ドレーン**」とか呼ばれているものだね．これは情報としてあって，異常が出てきたら，例えば腸液が漏れてきたらそのまま「治療的」にも使えるので「**予防的ドレーン**」と呼んだりするよ．教科書にはよくこの3つが書いてあることが多いね．

研修医C：なるほど，知りませんでした．

チーフ早川：大事なのはこの情報または予防的ドレーンと呼ばれるものだよね．ICU管理している中で，呼吸や血圧など全身を見ることは大事だけど，こういったドレーンの観察もおろそかにできないよ．例えば，**ICUで術後管理を任されたときに私たちはオペレーター（術者）に**

　　　　　替わってドレーンを診ないといけないからね．
研修医A：責任重大ですね．
チーフ早川：そう．逆にしっかりとドレーン管理もできていればオペレーターから信頼されて，安心して患者さんをICUで任せてもらえるようになるからね．ドレーン管理のポイントを押さえておこう．
研修医B：わかりました．ちなみにドレーンはどこに留置しているんですか？
チーフ早川：もちろん適当に入れているわけではなくて，ある程度決まった場所があるよ．下に腹腔ドレーンの主な挿入部位をまとめたから読んでみて下さい．

Point

■ 腹腔ドレーンの主な挿入部位（図3）

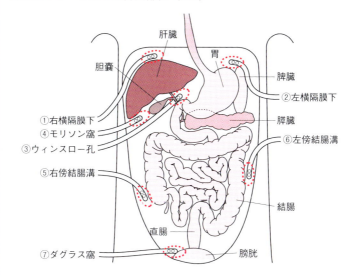

図3　代表的な腹腔ドレーンの位置

①右横隔膜下：肝臓の右背面，横隔膜に沿う．腹のなかでは**低い（背面）位置**にある．
②左横隔膜下：脾臓の左背面，横隔膜に沿う．
③ウィンスロー孔：**網嚢腔**に留置する．網嚢は大網と小網によって形成されて胃の後ろ，膵臓の前面にある（網嚢って何？って方は，詳細を教科

書で必ず確認しておいてください．とても大事です）．胆管吻合後の胆汁漏や，胃切除後，また膵臓に近いため膵液漏のドレナージにも用いられる．
④モリソン窩：右肝腎境界部にあり，壁側腹膜によって形成される．**低い位置**のひとつ．
⑤右傍結腸溝：右上行結腸の外側で，結腸の手術後に用いられることが多い．
⑥左傍結腸溝：左下降結腸の外側で，結腸の手術後に用いられることが多い．
⑦ダグラス窩：最も頻用される場所．女性は直腸子宮窩，男性は直腸膀胱窩．これも**低い位置**のひとつ．

※ドレーンの留置部位に関しては2つある．ひとつは腹の中で仰臥位の際に低い位置にあり，排液などがたまりやすい場所である．例えば，汎発性腹膜炎における**右横隔膜下・左横隔膜下・ダグラス窩の3本**などは低い位置のためドレーンの常套場所（いわゆる鉄板）である．もうひとつは操作した臓器や血管などのそばに留置し，情報または予防的ドレーンとしての明確な目的をもって留置する場合である．

③ 腹腔ドレーンの観察

チーフ早川：腹腔ドレーンは毎回，どういった点に注目して観察すればいいかな？

研修医A：さっきの胸腔ドレーン同様に量と性状は大事ですよね．

チーフ早川：そうだね，量も大事だし，性状を見るにはどういった目的でそのドレーンを入れたかを知る必要があるよね．**外傷後だったら血液が出てこないかを見ることが大事**だし，**腸吻合した後なら腸液の漏出がないかを確認する必要がある．そのほかにも胆汁漏や膵液漏をチェックしたい場合もある**からね．

研修医B：なるほど，それでドレーン排液を生化学検査に出すんですね．

チーフ早川：**ドレーンスタディ**というものだね．

研修医C：いつもはアミラーゼやビリルビンの値をチェックしますね．

チーフ早川：異常値に関しては明確な基準はないけど基本的にアミラーゼは腹水中には存在しない．アミラーゼに関しては術後3日目で血清アミラーゼ値の3倍以上は異常で「3×3クライテリア」なんて言ったりするよ[2]．ビリルビンも基本的に腹水中には存在しないから，その数値が血清値よりも上昇していたら胆汁漏を疑うね．

研修医A：なるほど，膵液漏や胆汁漏を疑ったら，「ドレスタ」を出すんですね．

チーフ早川：量や性状以外にも重要なことがもうひとつあるよ．それは**位置がずれていないかをチェックすること**．急に排液量が減ったときなんかは要注意なんだけど，体位交換とかでドレーンがはねてしまって，先端の位置が変わってしまうこともあるんだ．だからおかしいなと思ったら，X線や場合によってはCTなどでチェックすることも大事だからね．

Point

■ ドレーン観察のポイント

①量

　排液量が異常に多い場合は原因をさぐる必要がある．逆に排液量が減少した場合は，症状が改善しているならばいいのだが，位置がずれてしまっていることもある．**臨床症状もあわせて評価する**（極端な例として，ショックから離脱できず，またHbもじわじわと低下してくる．でもドレーンからの血性排液はゼロだから「腹腔内に出血はないだろう」と判断してしまうと危険．単純に位置がずれてしまっていることもあるし，ドレーンが閉塞してしまっていることもある）．

②性状

　色だけでなく，サラサラか粘稠度が高いか，悪臭がしないかなども重要．場合によっては生化学検査を行う（ドレンスタディ）

色・特徴	原因
赤色	出血
茶色～黒色，悪臭	腸液漏
乳び色	リンパ漏
黄褐色～濃緑色　ビリルビン上昇	胆汁漏
褐色・ネバネバ　アミラーゼ上昇	膵液漏

③位置

目的の場所にしっかりと留置されているかを確認する．X線，場合によっては CT なども必要である．また単純にドレーンが屈曲して閉塞してしまっていることもある．上記の例ようにドレーンは 100% ということはないので妄信しすぎると足元をすくわれる．

4 ドレーンの申し送り

研修医 C ： ドレーンを観察して異常があればどのように対処したらいいですか？

チーフ早川 ： もちろん原因にもよるけど，場合によっては再手術が必要になってしまうこともあるよね．そのときは夜中であっても ICU で患者管理している私たちからオペレーターに連絡しないといけないよね．

研修医 B ： 夜中に外科の先生に電話するのは勇気がいりますね．

チーフ早川 ： そう．例えば肝切後なんかは実際に一定の胆汁漏は出るので，腹腔ドレーンが異常かどうかの判断は難しい．でも必要だと思ったら患者さんのために躊躇しないこと．そんなときのために，**術後オペレーターの先生から「なぜその位置にドレーンを置いたか」「どんなことがあったらコールしてほしいか」をしっかりと打ち合わせしておくこと**．

研修医 A ： なるほど．たしかに重要ですね．これからは必ずオペレーターの先生をつかまえてしっかりと確認しようと思います．

チーフ早川 ： そうだね．術後の場合は大事な患者さんを安心してわれわれ ICU に任せてもらえるように頑張ろうね．

Point

■ **ドレーンなしの術後管理（Karliczekr らの報告）**[3]

6 件の RCT，直腸結腸吻合手術の 1,140 例を対象としたメタ解析．573 例のドレーン挿入群と 567 例のドレーン非挿入群で死亡率，縫合不全，創感染，再手術，その他の合併症に有意差を認めなかった．直腸結腸吻合手術後のルーチンのドレーン挿入はエビデンスがないと結論づけている．

近年，欧米では手術後non-drainage（ドレーンなし）という傾向にある．確かにドレーン挿入部の疼痛や，離床の妨げになるのであれば，ドレーンはない方がいいのかもしれない．本邦ではまだそこまで手術後non-dorainageは普及していないが，少なくとも不要なドレーンは入れないことが望ましい．**ドレーンは重要ではあるが，一方で過信しすぎないということも重要である．**

おわりに

ドレーンは自分で入れることもあれば，ほかのDrが入れることもあります．必ず何かしらの目的があって入れられているので，それを確認することはとても重要です．ドレーンの排液は量や性状以外にも注目すべきポイントがいくつもあることを理解していただけたでしょうか？ 今回はあくまでもドレーンの基礎というところですが，もっともっと奥が深いので，これを機に次のステップまで勉強してみてください．

文献

1) 「改訂第4版 外傷初期診療ガイドラインJATEC™」（日本外傷学会・日本救急医学会/監，日本外傷学会外傷初期診療ガイドライン改訂第4版編集委員会/編），へるす出版，2012
2) Facy, O., et al. : Diagnosis of postoperative pancreatic fistula. Br J Surg, 99 : 1072-1075, 2012（PMID22539219）
3) Karliczek, A., et al. : Drainage or nondrainage in elective colorectal anastomosis: a systematic review and meta-analysis. Colorectal Dis, 8 : 259-265, 2006（PMID16630227）

第5章 教えて！外傷・手術

3. Damage Control Surgery と腹部コンパートメント症候群

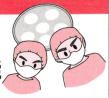

はじめに

　本項の題にはあまり見慣れない文字が並んでいるかもしれません．普段から重症外傷を扱っているICUならば，聞いたことがあると思います．重症外傷の症例を経験する機会はICU以外ではなかなかないですが，この考え方自体はICU外でも十分に使えるものです．外傷はなかなか体系的に学べる機会が少ないですが，**重症外傷患者を救命するためには治療の戦略（strategy）が必要**になります．damage control surgery（DCS）というものはこの戦略のひとつになります．外傷は奥が深い学問ですが，その考え方の基礎に少しだけでも触れられたらと思い本項を書きました．

Conference!

症例プレゼン

研修医A：症例は22歳男性．交差点内をバイクで直進しようとしたところ，左から来た乗用車の側面に衝突し，受傷．初療時のバイタルは意識10/JCS，心拍数138/分，血圧78/46 mmHg，呼吸数32/分，O₂ 10 L投与しておりますが，SpO₂はエラーです．Primary Surveyでショック状態であり，初期輸液2,000 mLほど入った段階で，血圧は回復，画像検索に移動しました．全身CTで頭部は問題なし，胸部に多発肋骨骨折と肺挫傷，腹部に肝損傷，脾損傷，骨盤骨折を認めました．出血が持続しており，輸血を開始．救急外来で緊急開腹手術，ガーゼパッキングを施行しています．その後TAEを行い，ICU入室となりました．出血傾向が強く，RCC・FFPの輸血を継続，また体温が

> 34℃台まで低下したため，加温を行いました．その後バイタルは安定しており，明日48時間程度で再開腹により，ガーゼのデパッキング，根治的な二期目の手術を施行する予定です．

1 DCS（damage control surgery）

チーフ早川：なるほど1回目は根治的な手術は行わずに，二期的に手術を行う戦略を立てたんだね．

研修医A：そうです．1回目の手術ではバイタルが不安定だったので，手術侵襲や時間を極力短くするように努めたそうです．

研修医B：でも，1回目の手術で根治的にすべて終わらせてしまった方が患者さんにはいいんじゃないですか？2回も手術するのは大変だし…．

チーフ早川：確かに，2回に分けて手術するほうが患者さんへの侵襲というか，負担は大きいように思えるよね．でも1回目の手術をあと2～3時間も続けたら患者さんは耐えられたかな？

研修医A：あくまでも感覚的ですが，無理だったと思います．今回も早く手術を終わらせましたが，それでも現にICU入室時には**低体温**と**凝固異常**がありましたから．最悪の場合，術中死なんていうこともあり得ます．

チーフ早川：いま，重要なキーワードが出てきたね．「低体温」と「凝固異常」，これは危険な信号だ．今回みたいな**「すべての損傷に対して根治的手術を最後まで行うのではなく，時間をかけず最低限の止血をして，侵襲の少ない範囲で初回手術を終え，バイタルを安定化，2回目以降に根治をめざそう」**という戦略での手術を「damage control surgery（DCS）」と呼ぶよ．

研修医C：ダメージコントロール？

チーフ早川：damage controlというのはもともと第1次世界大戦頃から言われ始めた軍事用語なんだけど，軍艦が被弾したときに被害が最小限になるように防火・防水を行

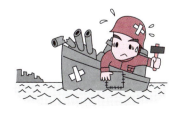

研修医C：い，有事の際は緊急避難的に応急処置を行うことで，なんとか近くの港まで戻れるような対策のことを言うらしいんだ．

研修医C：それが，外傷の戦略に広がったということですね．

チーフ早川：そう．DCSの歴史はけっこう古くからあるらしいけど，1983年のStoneらによる報告が有名だよ[1]．外傷の手術中に大量出血で凝固異常に陥った症例で，パッキングを行わずに時間をかけて根治（止血）手術をした群と腹腔内パッキングを行い時間をかけずに1回目の手術を終了，その後二期的な根治術を行った群で比較したものだよ．

研修医A：それは，前者が従来群で後者がDCS群ということでいいですね？

チーフ早川：そうだね．症例数は少ないんだけど，前者の従来群の死亡率が93％であったのに対して，後者のDCS群はなんと死亡率35％だったんだ．

研修医C：DCS群は死亡率が低いですね．

研修医A：すごい違いが出ていますね．

チーフ早川：それから10年して，1993年にRotondoらが初めて「damage control」という言葉を論文のなかで使ったんだ．根治的開腹術を施行した群とDCSを施行した群で比較して，重症外傷患者においてDCSは有効だって結論づけたんだ[2]．

Point

■DCSに関する歴史的文献報告

・Stoneらの報告（1983年）[1]

　対象は大量出血による凝固異常を起こした開腹術31例

　　従来群（No Pack）：パッキングを行わず止血をした群14例

　　DCS群（Packed）：パッキングを行いすみやかに手術を終了した群17例

　結果：

　　No Pack群 vs Packed群で死亡率93％（13/14）vs 35％（6/17）であった．また凝固障害が起こるまでの出血量は両群間で有意な差はないものの，**凝固障害が起こるとPacked群では出血量が少ない傾向にあった**（ただしこの報告の症例は穿通性外傷がほとんどで鈍的外傷は少な

い）．
・Rotondoらの報告（1993年）[2]
対象は10単位以上の赤血球輸血をした腹部穿通性外傷で開腹術を要したもの46例
　　根治的開腹手術群（DL：definitive laparotomy）の22例
　　ダメージコントロール群（DC：damage control）の24例
結果：
DL群 vs DC群で生存率55％（12/22）vs 58％（14/24）　で有意差はないものの，**重症症例22例に限定するとDL群 vs DC群で生存率11％（1/9）vs 77％（10/13）（p＜0.02）** とダメージコントロール群のほうが有意に生存率が高かった．

2 外傷死の三徴

研修医B：重症な外傷患者にこのDCSは有用なんですね．でも受傷機転もさまざまな外傷で，何をもって重症と判断すればいいんですか？

研修医C：スコアリングのところ（1章3）で勉強したISSで重症度はわかりますけど，必ずしも手術が必要になるわけではないですもんね．

チーフ早川：そう，だからさっき出てきたキーワードが重要になるんだよ．「**外傷死の三徴（deadly triad）**」って聞いたことあるかな？

研修医A：さっき出てきたのは…．「低体温」に「凝固異常」．あと1つ…．

研修医B：「代謝性アシドーシス」です．

チーフ早川：正解！ その3つを合わせて外傷死の三徴というんだ．極端にわかりやすく言えば，外傷患者においてこの3つがそろってしまったら，その患者さんは死んでしまうという意味．だから私たちはこの3つがそろわないようになんとか治療戦略を立てないといけないんだ．

研修医C：なんだか，こわいですね．

チーフ早川：これらの三徴はお互いに悪影響を与えて，**負のスパイラルに陥ってしまうんだ**．例えば，凝固異常があると出血して，それで輸血量が増える．輸血製剤は冷たいから低体温になり，さらに凝固障害が助長されるといったようにね．

研修医A ： この負のスパイラルに陥ってしまうと，出血が止まらなくなってしまうんですね．

チーフ早川 ： そう．JATECの教科書にも「**外傷死の三徴がそろうといかに熟練した外科医でも手術の完遂は不可能になる**」と記載されているよ．だから初療の段階では，これらを防いで，また初期の手術はすべてを一期的に終わらせようとしないで，止血と少ない侵襲に終始する必要があると．

研修医B ： いわゆるDCSを採用するということですね．

チーフ早川 ： そういうこと．

指導医からのアドバイス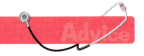

■外傷における死の三徴（deadly triad）（図1）

　低体温（hypothermia）– アシドーシス（acidosis）– 凝固異常（coagulopathy）

　これらがそろうと負のスパイラルに陥り，出血が止まらなくなる．かなり厳しい．DCSはこのスパイラルを断ち切る外傷戦略のひとつ．

　特に低体温は重要で，ISSが25以上の成人外傷患者71例を観察した報告によると，**66%が深部低体温**に陥っていた．さらに死亡率は34℃以下で40%，33℃以下で69%，32℃以下で100%（!?）と報告している[4]．外傷戦略において，術式や輸血療法が重要なのは言うまでもないが，**深部体温のこまめな測定や少しでも加温する努力を惜しんではいけない**．

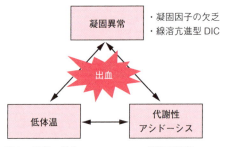

図1　死の三徴
文献3を参考に作成．

3 DCSの手順

研修医B：DCSは外傷死の三徴のスパイラルに陥らないようにするために行われるんですね．でも具体的にDCSとはどのように実行すればいいんですか？

チーフ早川：具体的にDCSは大きく3つの要素から成立していると言われているんだ．すなわち①**蘇生目的の初回手術（一期目の手術）**→②**全身の安定化を図る集中治療**→③**修復再建手術（二期目の手術）**だよ（図2）．

研修医A：初回手術は**迅速な止血**それから**パッキングなどを用いて時間の短縮を図る**というものですよね．全身状態が悪いときにあくまでも長い時間をつかって根治をめざさないというのがポイントです．それはわかりますが，その次の集中治療というのは具体的にどのようなことを指すのですか？

チーフ早川：それは，初回手術後にICUに入室してからの管理のことを指しているよ．目標は外傷死の三徴に陥らないようにするのが第一目標だ．例えば，低体温にならないようにブランケットやBair Hugger®などで積極的に加温したり，凝固障害に対しては十分な新鮮凍結血漿を輸血することが大事だよ．ほかにも代謝性アシドーシスにならないよう，輸液・輸血で循環動態の改善をめざす必要もあるね．

研修医C：なるほど．外傷死の三徴を回避するという明確な目標があればわかりやすいですね．

研修医B：そして状態が安定化したら根治の再手術を行うんですね．

チーフ早川：そう．2期目の手術を72時間ぐらいあけてしまうと予後が悪くなるという報告もあり，だいたい**48時間以内に行われることが望ましい**んだ[5]．ただACSを起こしてしまったりすると，創の閉鎖縫合が難しいこともあるんだよね．

研修医A：「ACS」ですか…？急性冠症候群（acute coronary syndrome）？

チーフ早川：いやいや，外傷医がACSといったらそれは**「腹部コンパートメント症候群（abdominal compartment syndrome）」**を指すことが多いよ．

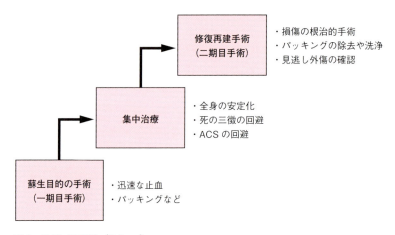

図2 DCSの手順（3 Step）

4 腹部コンパートメント症候群

チーフ早川：腹部コンパートメント症候群（ACS）は腹腔内の出血や大量輸液による腸管の浮腫のせいで，**腹腔内圧（intra-abdominal pressure：IAP）が上昇してしまう**ことをさすよ．このため，腹部から胸部が圧迫されて呼吸，特に換気が悪くなってしまったり，臓器の血流が落ちて，腎不全から尿量が低下してしまったりと全身に悪さをしてしまうんだ．このACSを合併するとなんと死亡率が40％に達するとの報告もあるんだ[6]．

研修医A：けっこう危険ですね．

チーフ早川：だからDCSを行ううえでACSの知識，それからopen abdominal management（腹部手術創部開放管理）の知識は欠かせないね．下記に簡単にまとめたから読んでおいてね．

研修医B：外傷死の三徴を回避して，バイタルを安定化させ，さらにACSをはじめとする腹腔内の状態が改善したら，最後の根治的な修復再建手術に踏み切るというわけですね．

チーフ早川：そういうこと．

研修医C：なるほど．重症外傷診療は初日の救急外来や手術室での緊急手術で完結するんじゃなくて，その後何日かの治療の戦略というものも考

えていくんですね．

チーフ早川：うん．今日は腹部の外傷の話を前提として進めていたけど，このDCSの考え方は近年，腹部だけではなくて胸部外傷やその他の外傷においても用いられるようになってきているんだ．全身を診る集中治療においてはDCSというのは今後ともキーワードのひとつになっていくからぜひ覚えておいてね．

指導医からのアドバイス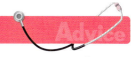

■腹部コンパートメント症候群 (abdominal compartment syndrome：ACS)

腹腔内や後腹膜の出血，腸管の浮腫により腹腔内圧 (IAP) が上昇する (intra-abdominal hypertension：IAH) ことで起こる呼吸や循環の障害．

症状：
- 呼吸障害：IAHにより横隔膜の運動障害が起こり，換気が低下する．
- 循環障害：前負荷の減少，後負荷の上昇により心拍出量が低下する．頻脈やショックを呈する．
- 腎障害：心拍出量の低下や腎静脈圧迫に伴い尿量が減少する．

診断：
DCSの術後に高頻度に起こるとの報告もあり，ICU管理中に腹部の膨満や上記症状を認めたらACSを疑う．診断は膀胱内圧の測定が有用である．

表　WSACS (World Society of the Abdominal Compartment Syndorme) によるIAHの分類

Grade I	12～15 mmHg
Grade II	16～20 mmHg
Grade III	21～25 mmHg
Grade IV	>25 mmHg

健常成人のIAP正常値：5～7 mmHg

治療：
　IAHが**表**のGrade IVになると腎機能障害をはじめとした臨床症状が出現することが多く，治療介入が必要となる[7) 8)]．軽症の場合は体位や筋弛緩薬，利尿薬などの内科的治療が行われるが，**臨床症状を伴う場合は減圧開腹術が選択されることが多い**．

　減圧開腹術後のopen abdominal managementとして以前はBogota bagと呼ばれる袋を使用していたが，袋と腹壁のすきまから血液や腹水が漏れ出てしまったり，また逆行性感染の問題もあった．そのため最近はポリビニールシート，ドレーン，イソジンドレープなどを使用した**vacuum assisted wound closure**という方法が用いられることが多い．

　外傷による腹腔内や後腹膜の出血の場合はIAPがある程度高ければ圧迫止血が期待できるため，必ずしもIAHが悪というわけではない．ただし呼吸障害や腎障害などの臨床症状が出てきてしまったら，減圧開腹術を行わざるをえない．この減圧開腹術に踏み切るタイミング，IAPのさじ加減が難しい．

Point

■簡易的膀胱内圧測定法

　膀胱内圧の測定は尿カテーテル（Foleyカテーテル）の排尿チューブサンプリングポートに18Gの注射針を接続し，その先に三方活栓と圧モニターを取り付ける（図3）．

①ベッドをフラットにして，圧モニターのゼロ点を中腋窩線にとる（WSACSで推奨される方法）
②排尿チューブをクランプする
③三方活栓よりシリンジで25 mL程度の生理食塩液を膀胱内に注入し，1分ほど待つ（生理食塩液の量は以前は100 mLほど注入していたが，それだと膀胱壁が収縮してしまい測定が不安定になるとのこと）．
④呼気終末の圧を測定する．

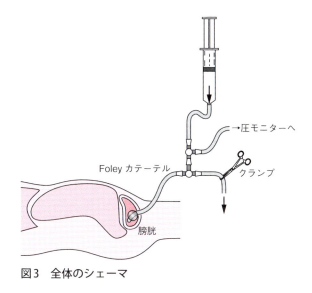

図3 全体のシェーマ

おわりに

　重症外傷患者においてDCSという方法・考え方が提唱され，ここ20〜30年で普及してきました．DCSは救急外来や手術室でのみ完結するものではなく，ICUでの管理も非常に重要になってきます．外傷の戦略を考えることはとても難しいことですが，非常に奥深く，興味をそそられます．DCSまたは「外傷死の三徴」・ACSはその基礎的な知識のひとつになりますが，逆にICU以外で重症な外傷患者を管理する機会もあまりないので，ここでよく勉強してみてください．また多様な集中治療の一側面が見えてくると思います．

文献

1) Stone, H. H., et al. : Management of the major coagulopathy with onset during laparotomy. Ann Surg, 197 : 532-535, 1983（PMID6847272）
2) Rotondo, M. F., et al. : 'Damage control': an approach for improved survival in exsanguinating penetrating abdominal injury. J Trauma, 35 : 375-382, 1993（PMID8371295）
3) Moore, E. E. : Thomas G. Orr Memorial Lecture. Staged laparotomy for the hypothermia, acidosis, and coagulopathy syndrome. Am J Surg, 172 : 405-410, 1996（PMID8942535）

4) Jurkovich, G. J., et al.: Hypothermia in trauma victims: an ominous predictor of survival. J Trauma, 27: 1019-1024, 1987（PMID3656464）
5) Abikhaled, J. A., et al.: Prolonged abdominal packing for trauma is associated with increased morbidity and mortality. Am Surg, 63: 1109-1112, 1997（PMID9393261）
6) Malbrain, M. L., et al.: Incidence and prognosis of intraabdominal hypertension in a mixed population of critically ill patients: a multiple-center epidemiological study. Crit Care Med, 33: 315-322, 2005（PMID15699833）
7) Kron, I. L., et al.: The measurement of intra-abdominal pressure as a criterion for abdominal re-exploration. Ann Surg, 199: 28-30, 1984（PMID6691728）
8) Ivatury, R. R., et al.: Intra-abdominal hypertension after life-threatening penetrating abdominal trauma: prophylaxis, incidence, and clinical relevance to gastric mucosal pH and abdominal compartment syndrome. J Trauma, 44: 1016-1021, 1998（PMID9637157）

column 病棟でのチョコレートの生存期間に関する観察研究

　本当に面白い論文がBJMに掲載されていたので紹介させてください（PMID24333986）．病棟環境におけるチョコレートの消費量に関する多施設前向観察研究です．方法は病棟にチョコレートを置いて，それらが消費される時間を記録しました．チョコレートの平均生存期間は254分（95％CI；179〜329），中央値で51分（95％CI；39〜63）．血液内科病棟では生存率が最も短く（40分），急性期病棟で最も長い（96分）という結果でした．興味深いのはKaplan-Meir生存曲線において消費量が直線的ではなく，指数関数的に減少していた点です．これはやっぱり，「残り少ないと食べにくい心理」でしょうか．消費したのはヘルスケア助手と看護師が多く，次いで医師でした．チョコレートの生存期間短いですね．今度はクッキーやお煎餅でも調査を継続してもらえないでしょうかね．

INDEX 索引

数字

Ⅰ型呼吸不全	71
Ⅱ型呼吸不全	71
3×3クライテリア	211
5H5T	131
6H6T	131
Ⅹa因子	177

欧文

A

ABDO-MIX	157
absorption atelectasis	81
ACS	220, 221
ACT	93
AIS	44
AKI（acute kidney injury）	138
AKIN基準	141
APACHE	42
APACHEⅡ	48
APACHEスコア	47
ARDS	84
ARDSの画像経過	95
AT製剤	181

C

CAST	127
CESAR trial	90
CIN	145
CPP	25
CVP	103

D

DCS（damage control surgery）	215
deadly triad	217
DIC	160
DO_2の公式	72
drug fever	13
D-ダイマー	171

E

ECLS	85
ECMO	84
ECMO関連合併症	93
ECMOの適応	88
ECPR	84
ELSO	85
end-expiratory occlusion	110
EUPHAS trial	155
EUPHRATES	157

F

FDP	171
Frank-Starlingの法則	103
functional test	111

G

GCS	36
GCS体操	39
Gustilo分類	194

H

HMGB1	153, 185

I

ICP	25
ICPモニター	24
ISS	42, 43, 44
IVC径	106

J

JCS	36
JTDB	45

K

KDIGO診療ガイドライン	142

索引 225

KyberSept study	181

L

LFPPV-ECCO$_2$R	85
LPS	185
lung rest	92

M

MODS	43
Monro-Kellie 仮説	26
MPM	43, 48

N

nasal high flow system	79
NETs	186
normothermia	17

P

PAI-1	172
PaO$_2$	73
PCPS	84, 85
PES	54
PIC	172
PLR（passive leg raising）	112
PMX-DHP	150
PMX-DHP の合併症	154
PMX-DHP の適応	158
PROWESS-SHOCK study	183
Ps	45

Q

QTc（corrected QT）	133
QT 延長症候群	132

R

rhAPC	182
rhTM	176, 184
RIFLE 基準	141
RRT	147

S

SAFE Study	119
SaO$_2$	73
SAPS	43, 48
SFMC	172
Sicilian Gambit 分類	130
sinus tachycardia	126
SIRS	152
SOFA	43
SOFA スコア	49, 50
Source Control	208
SVV	109

T

TAFI	185
TAT	172
torsade de pointes	132
TRISS	43

V

VA-ECMO	84
VAP	58
Vaughan-Williams 分類	127, 129
VV-ECMO	84

和文

あ行

アルブミン	115
溢水	101
遺伝子組換え型ヒト活性化プロテインC	182
遺伝子組換え型ヒトトロンボモジュリン	184
遺伝子組換え型ヒトトロンボモジュリン製剤	176
ウィンスロー孔	209
ヴォーン・ウィリアムズ分類	129
エアリーク	205
エンドトキシン	152
エンドトキシン吸着療法	150
温度板	14

か行

開眼	37
外傷死の三徴	217
外傷重症度スコアリング	43
外傷における死の三徴	218
開頭減圧術	34
開放骨折	193
覚醒	36
下肢挙上テスト	112
カフ	60
カフリークテスト	55
鑑別の3C	20
気管切開術	54
気管切開チューブ	58
旧厚生省DIC診断基準	162
吸収性無気肺	81
急性期DIC診断基準	167
急性腎傷害	138
凝固異常	217
胸腔ドレーン	204
胸腔ドレナージ	205
凝固カスケード	161
菌血症	152
稽留熱	14
血圧	102
解熱療法	16
牽引性気管支拡張像	96
見当識	38
抗凝固薬	160, 174
抗菌薬	192
膠質液	116
喉頭浮腫	56
抗不整脈薬	125
高流量システム	75, 77
呼吸不全	71

さ行

最良運動反応	39
最良言語反応	38
三環系抗うつ薬	133
酸素供給量の公式	72
酸素ボンベ	83
酸素マスク	70
酸素療法	69
シシリアン・ギャンビット分類	130
弛張熱	14
重症呼吸不全	84
重症度評価スコアリング	43
出血症状	169
常温療法	17
上気道狭窄	54
晶質液	116
消費性凝固障害	169
除細動	134
人工呼吸管理	69
人工呼吸器関連肺炎	58
腎後性	140
腎性	140
腎前性	140
腎代替療法	147
深部静脈血栓症	21
シンプルマスク	76
水分volume	100
頭蓋底骨折	196
頭蓋内圧	25
頭蓋内圧亢進	31
スコアリング	43
スコアリングシステム	42
静的パラメータ	106
セレネース®	133
穿通性腹部外傷	197
前負荷	103
喘鳴	54
線溶亢進	169
線溶能によるDICの病型分類	171

造影剤腎症	145
臓器症状	168
臓器別重症度スコア	49
組織中毒	72
組織低酸素症	70, 72

た行

代謝性アシドーシス	217
ダグラス窩	210
脱水	101
タンボコール®	127
チャレンジテスト	111
低酸素血症	70, 71
低体温	217
低流量システム	75
頭位	25
同期下カルディオバージョン	132
洞性頻拍	126
透析	146
動的パラメータ	106
頭部外傷	195
トレミキシン®	151
ドレーン管理	203
ドレーンスタディ	210
トロッカー	205
トロンビン	186
トロンボモジュリン	176

な行

二次性脳損傷	25
日本救急医学会「急性期DIC 診断基準」	166

ネーザルハイフローシステム	79
熱型	14
脳灌流圧	25

は行

敗血症	15, 152, 170
敗血症ガイドライン	121
肺血栓塞栓症	21
肺保護戦略	89, 92
抜管後喉頭浮腫	54, 56
抜管の失敗	55
播種性血管内凝固症候群	167
発熱	12
発熱への対症療法	16
鼻カニュラ	76
ハロペリドール	133
比較的徐脈	22
非感染性発熱	19
微小血栓	186
微小血栓形成	168
頻脈性不整脈	125
腹腔ドレーン	208
腹部コンパートメント症候群	220, 221
不整脈	125
フレカイニド	127
フロセミド	139, 143
プロテアーゼインヒビター	180
平温療法	17
ヘパリン	177
ベンチュリーマスク	77

ま行

マスク	70
無気肺	21, 81
メチルプレドニゾロン	56
網嚢腔	209
モリソン窩	210
モンロー仮説	25

や行

薬剤熱	13, 21
輸液	100
輸液反応性	104
輸液負荷テスト	111
予後予測スコア	47
予後予測スコアリング	42
予測死亡率	45
予防的抗菌薬投与	193

ら行

リコモジュリン®	184
リザーバー付きマスク	76
リチウム誘発性腎性尿崩症	102
ループ利尿薬	121

早川　桂 (Hayakawa Katsura)

さいたま赤十字病院　救命救急センター・救急医学科

- 順天堂大学医学部卒業．初期臨床研修修了後，さいたま赤十字病院救命救急センターチーフレジデントを経て，現職．日本救急医学会専門医，日本集中治療医学会専門医．

- 熱い指導医と豊富な症例を誇る同センターで，体外循環装置，血栓止血学，モニタリングなどを専門とする．文献検索を得意とし，多数の学会発表・執筆活動の傍ら，研修医指導にも力を入れる．

- 集中治療医学はまだまだ未知の分野が多く，さまざまな困難や疑問に出会います．時には1分1秒で命を左右する重大な局面に立たされることもありますが，一方でその混沌と緊張した現場のなかで最大のきらめきを発揮できるのもまた集中治療医です．私たちは常に現状を肯定せず，物事を変えようとします．合い言葉は「やるなら今！」です．本書を通じて少しでも集中治療の面白さを感じていただけたら幸いです．

教えて！ICU　Part2　集中治療に強くなる

2015年3月 1日　第1刷発行	著　者	早川　桂
2016年3月10日　第2刷発行	発行人	一戸　裕子
	発行所	株式会社 羊 土 社
		〒101-0052
		東京都千代田区神田小川町2-5-1
		TEL 03（5282）1211
		FAX 03（5282）1212
		E-mail eigyo@yodosha.co.jp
		URL http://www.yodosha.co.jp/
	装幀	ペドロ山下
ⓒ YODOSHA CO., LTD. 2015	印刷所	株式会社 平河工業社
Printed in Japan		
ISBN978-4-7581-1763-0		

本書に掲載する著作物の複製権，上映権，譲渡権，公衆送信権（送信可能化権を含む）は（株）羊土社が保有します．本書を無断で複製する行為（コピー，スキャン，デジタルデータ化など）は，著作権法上での限られた例外（「私的使用のための複製」など）を除き禁じられています．研究活動，診療を含み業務上使用する目的で上記の行為を行うことは大学，病院，企業などにおける内部的な利用であっても，私的使用には該当せず，違法です．また私的使用のためであっても，代行業者等の第三者に依頼して上記の行為を行うことは違法となります．

JCOPY ＜（社）出版者著作権管理機構 委託出版物＞

本書の無断複写は著作権法上での例外を除き禁じられています．複写される場合は，そのつど事前に，（社）出版者著作権管理機構（TEL 03-3513-6969, FAX 03-3513-6979, e-mail：info@jcopy.or.jp）の許諾を得てください．

Surviving ICU シリーズ

外傷の術後管理のスタンダードはこれだ！
損傷別管理の申し送りからICU退室まで

清水敬樹／編　□定価（本体4,900円＋税）　□B5判　□269頁　□ISBN 978-4-7581-1206-2

ICUから始める早期リハビリテーション
病態にあわせて安全に進めるための考え方と現場のコツ

中村俊介／編　□定価（本体4,600円＋税）　□B5判　□255頁　□ISBN 978-4-7581-1205-5

ICU合併症の予防策と発症時の戦い方
真剣に向き合う！現場の知恵とエビデンス

萩原祥弘, 清水敬樹／編　□定価（本体4,800円＋税）　□B5判　□309頁　□ISBN 978-4-7581-1204-8

重症患者の痛み・不穏・せん妄　実際どうする？
使えるエビデンスと現場からのアドバイス

布宮 伸／編　□定価（本体4,600円＋税）　□B5判　□190頁　□ISBN 978-4-7581-1203-1

重症患者の治療の本質は栄養管理にあった！
きちんと学びたいエビデンスと実践法

真弓俊彦／編　□定価（本体4,600円＋税）　□B5判　□294頁　□ISBN 978-4-7581-1202-4

敗血症治療
一刻を争う現場での疑問に答える

真弓俊彦／編　□定価（本体4,600円＋税）　□B5判　□246頁　□ISBN 978-4-7581-1201-7

ARDSの治療戦略
「知りたい」に答える、現場の知恵とエビデンス

志馬伸朗／編　□定価（本体4,600円＋税）　□B5判　□238頁　□ISBN 978-4-7581-1200-0

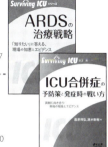

発行　羊土社　YODOSHA

〒101-0052 東京都千代田区神田小川町2-5-1　TEL 03(5282)1211　FAX 03(5282)1212
E-mail : eigyo@yodosha.co.jp
URL : http://www.yodosha.co.jp/

ご注文は最寄りの書店、または小社営業部まで

◆ 好評既刊のご案内 ◆

教えて！ICU 集中治療に強くなる

Part2とぜひあわせてご利用下さい！

早川 桂, 清水敬樹／著

■定価(本体 3,800円＋税)　■A5判　■239頁　■ISBN978-4-7581-1731-9

第1章　教えて！ 意識・鎮静
1. 鎮静薬の考え方
2. 心停止後患者と神経学的予後

第2章　教えて！ 呼　吸
1. 気管切開術のタイミング
2. 分離肺換気を用いた治療
3. ECMOやHFOVを用いたARDSの治療

第3章　教えて！ 循　環
1. pHが低いと昇圧薬は効きにくい？
2. $ScvO_2$ からみる循環管理
3. 血小板減少に対するPC投与
4. 赤血球濃厚液の使い方

第4章　教えて！ 感染・内分泌・腎・栄養
1. 抗菌薬耐性菌とその対策
2. ステロイドカバー
3. 急性腎傷害を起こす前に横紋筋融解症を治療する
4. 経腸栄養と腸蠕動運動低下への対策

第5章　教えて！ その他（外傷・手技など）
1. 中心静脈カテーテルの先端の位置
2. 外傷性脾損傷の治療戦略
3. 外傷後のADL
4. 災害時のICU
5. ICUとメンタルケア
6. 集中治療医・ＩＣＵとは

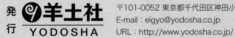

発行　羊土社 YODOSHA　〒101-0052 東京都千代田区神田小川町2-5-1　TEL 03(5282)1211　FAX 03(5282)1212
E-mail : eigyo@yodosha.co.jp
URL : http://www.yodosha.co.jp/

ご注文は最寄りの書店、または小社営業部まで